Sabry Caps

30 GIORNI DI RICETTE
PER DONNE IN MENOPAUSA
DAI FACILI DOLCIUMI

Una guida giornaliera dettagliata per
il tuo benessere quotidiano

Introduzione

Solo con una rivoluzione anarchica è possibile uscire dall'inquietudine, dall'angoscia e dal tormento legati al cibo, ai chili, ai gonfiori.

Sicuramente non è possibile uscirne con le privazioni, le rinunce, i surrogati e i digiuni.

Questa raccolta di ricette è un atto anarchico contro la rinuncia e a favore dell'equilibrio.

Un equilibrio che ogni donna in menopausa può e deve ritrovare. Il nostro equilibrio che è la condizione essenziale per godere della vita, la seconda metà del nostro percorso può essere addirittura più bella se vissuta in benessere e consapevolezza, possiamo approfittare del nostro corpo con la stessa gioia di prima e raccogliere a piene mani tutto quello che la vita ha da offrirci.

120 ricette, 30 giorni completi di colazione, pranzo, merenda e cena e relativa lista della spesa già pronta.
Ricette nate e composte per far godere il palato e allo stesso tempo per accompagnare il nostro fisico verso un nuovo benessere.
Molte ricette sono comprensive di sostituzione vegetariana nel caso si fosse fatta questa scelta.

Le ricette non prevedono l'utilizzo di conservanti, coloranti, additivi, non ci sono cose complicate da cucinare, un atto anarchico appunto.

Una battaglia contro i cibi industriali che ci stanno letteralmente facendo morire, che stanno spengendo il colorito della nostra pelle e la nostra energia vitale.

Alla fine dei trenta giorni potrete sentire una differenza tangibile, con ogni probabilità avrete lasciato alle spalle gonfiori, l'insonnia e diversi chili e non ultimo, avrete risparmiato diversi soldi.
La voglia incessante di dolci sarà sparita.

Ogni ricetta che leggerete fa parte del mio quotidiano.

Sono andata in menopausa a soli 41 anni, ho rifiutato fin da subito ogni forma di terapia ormonale con buona pace del mio medico che non perdeva occasione per descrivermi ogni nefasta possibilità a cui stavo inesorabilmente andando incontro se non mi fossi sottoposta alla TOS.
Adesso alla soglia dei cinquanta anni, sono più in forma di prima, mi sento bene, ho energia a sufficienza, un peso nella norma, mille progetti e la voglia di realizzarli.
Non ho nulla contro chi sceglie o DEVE fare la TOS, non amo gli schieramenti e penso che ognuno debba fare quello che sente più giusto per se stesso, per me la via naturale è stata la scelta vincente.

Occasionalmente mi aiuto con l'integrazione, mai chimica, uso quelli che comunemente vengono definiti superfoods o nutriceutici.
Purtroppo al giorno d'oggi non sempre è possibile reperire cibo che sia di qualità, spesso il cibo è 'vuoto', scarso dei nutrienti che dovrebbe naturalmente possedere.

Questo succede a causa delle grandi distanze che percorre rinchiuso dentro i Tir e in virtù delle lunghe giacenze all'interno delle celle frigorifere, per non parlare dei pesticidi, trattamenti ormonali, antibiotici, modificazioni ecc.
Cerco di arginare il problema acquistando appena possibile cibo biologico e di stagione, nonostante questo talvolta avverto il bisogno di un aiuto.

L'idea che per dimagrire occorra fare la fame o sottoporsi a regimi assurdi e complicati è profondamente sbagliata. Tutte le nuove ricerche scientifiche dimostrano quanto sia oramai superato il concetto di caloria. Ancora peggio pensare che per perdere peso occorra mangiare poco, questo è anzi il metodo migliore per distruggere il metabolismo.

Il nostro corpo è una macchina che lavora per noi, è al nostro servizio ventiquattro ore su ventiquattro, ci invia incessantemente segnali per invitarci a correggere i nostri errori e eccessi, tutto sta nell'imparare ad ascoltarlo.

Se noi forniamo alla macchina i giusti segnali di risposta non potrà che succedere un piccolo miracolo, tutto tornerà a funzionare a pieno regime, con potenza e leggerezza.

Purtroppo oramai siamo talmente assuefatti a determinati cibi che non li riconosciamo più nemmeno come veleni, cosa che invece sono.

Ci ingozziamo di cibi che travestiti da agnelli sono dei veri lupi e che sbranano la nostra salute, giorno dopo giorno.

Zucchero, sale e farine raffinate i capi branco, utilizzati in abbondanza in tutti i cibi industriali e nascosti in modo subdolo in tutti quelli spacciati per sani, light, integrali, senza glutine o lattosio.

Delle prese di giro per noi, che li compriamo spendendo tre volte di più del necessario, e delle vere minacce per il nostro organismo che si deve difendere da queste porcherie.
Lo fa come può, mettendo in atto strategie che non capiamo e che combattiamo facendoci ancora più male.
Comprando medicine, antiacidi, sottoponendoci a digiuni, mangiando altre schifezze.
Eppure basta poco, poche semplici regole, da applicare con costanza.

La prima regola: usare la testa.
Cosa significa usare la testa? Significa comprendere che per ripulire un organismo da tutta l'immondizia di cui lo abbiamo riempito per anni occorre TEMPO.
Tempo per indurlo a reagire, sgonfiare, perdere i chili in eccesso, formare muscolo, migliorare la digestione. Tempo per ottimizzare il sistema ormonale messo a dura prova dalla menopausa.

La seconda regola: smetterla di contare le calorie e imparare ad ascoltare il nostro corpo. Non bisogna fare la fame, bisogna invece mangiare a sazietà e godere del cibo che abbiamo nel piatto. Mangiare le cose giuste, cotte nel modo corretto e a sazietà. Solo così un regime alimentare può essere sostenibile nel tempo, adattabile a tutte le situazioni, pizzata con gli amici compresa.

La terza regola: togliere dalla dispensa, dalla tavola, dalla propria vita, lo zucchero, il sale in eccesso, le farine raffinate, i coloranti, i conservanti. Serve restituire alla nostra macchina cibo vero. È facile, molto più facile di quello che si possa pensare, basta scegliere , fare un atto anarchico e rifiutare tutto quello che vorrebbero imporci con pubblicità invitanti e studiate apposta per farci cadere nella trappola del consumo e del senso di inadeguatezza. Frutta, verdura di stagione, carne e pesce freschi, semi e farine integrali, i giusti grassi, tutto qui.

La quarta regola: muoversi. Muoversi almeno mezz'ora al giorno, una semplice camminata a passo svelto se non si può fare di più ma almeno questo farlo e farlo con costanza.
Non esiste non avere mezz'ora di tempo, se è così significa che abbiamo donato il nostro tempo ad altri, che non ci amiamo abbastanza.
Mezz'ora si trova, sempre, non ci sono scuse.
Sappiamo bene, voi e io, che è così.

La quinta regola: buttare via tutti i cibi light, senza zucchero, senza glutine o comunque artefatti.
Sono bugie.

Infine l'ultima considerazione: OCCORRE SUPERARE UNA BARRIERA MENTALE.

Non esiste una divisione tra fame emotiva e fame reale. Se ho fame perché ho saltato il pranzo o sento fame perché è una giornata purtroppo faticosa o triste oppure stressante...il risultato è lo stesso: ho fame.

Quello che serve, per poter portare avanti a lungo termine un cambiamento che riequilibri il nostro corpo è la giusta percezione: non sentirsi a dieta...ma esserlo.
Una dieta troppo restrittiva o troppo monotona, una dieta che non soddisfa il palato, rigida o noiosa è una dieta fallimentare in partenza.

Quante ne abbiamo provate di queste diete lampo? A bizzeffe.
Le abbiamo provate per ricercare quella forma fisica, quelle sensazioni che non sentiamo più da tempo. Le abbiamo provate perché la menopausa trasforma il fisico allargandoci il punto vita, ci fa sentire gonfie e goffe.
Qual è stato il risultato dei sacrifici che abbiamo fatto per seguire la dieta lampo del momento? Metabolismo lento, ingrassamento, senso di colpa, frustrazione.
Un circolo vizioso inefficace.

L'obiettivo non è e non deve essere la perdita di peso ma la perdita di peso a lungo termine.

Cosa troverai nel ricettario.

Non troverai il sale tra gli ingredienti delle ricette.
Non è impossibile abituarsi a cucinare senza sale, è
necessario un periodo di adattamento ma una volta trascorso
questo tempo si riscoprono i sapori veri delle pietanze.
Tuttavia fatto è meglio che perfetto, quindi se all'inizio o se
proprio il sale è un fattore irrinunciabile, il mio consiglio è
quello di utilizzare il gomasio.
Il gomasio è un condimento a base di sale marino e semi di
sesamo tostati, mescolati e macinati, che permette di ridurre il
sodio e il cloro consumati giornalmente.

Stesso discorso per lo zucchero, anch'esso non compare
nelle ricette che troverete. Ho inserito, per chi non riesce a
fare a meno del gusto dolce, talvolta miele e altre sciroppo di
Yacon. Lo sciroppo di Yacon si ottiene da una radice, è molto
dolce ma ha la prerogativa di contenere zuccheri con una
struttura particolarmente complessa che non vengono
completamente assorbiti dall'organismo.

Non esistono cibi che ci sono nemici, esistono però senza
dubbio cibi di cui abbiamo abusato.
Se ci sentiamo sempre gonfie come palloncini dopo i pasti, se
abbiamo crampi addominali, diarrea o costipazione, se
soffriamo di meteorismo pur mangiando bene è probabile che
la causa sia in effetti un abuso di cibi che fermentano con più
facilità di altri.

Non significa che dovremo escludere per sempre dai nostri pasti quel cibo che ci piace da morire ma sarà bene sospenderlo per un pò, diciamo circa sette settimane.
Dopo questo lasso di tempo la pancia avrà smesso di brontolare e possiamo pensare di reintrodurre gradualmente, uno per volta, i cibi che abbiamo tolto.

Tenere un diario durante la reintroduzione dei cibi eliminati può essere un validissimo e semplice aiuto per capire gli effetti che quel cibo ha sul nostro organismo.

Più avanti troverai una lista completa contenente i cibi a alta e bassa fermentazione.

LA LISTA DELLA SPESA, LA PILLOLA E IL TEMPO

Alla fine di ogni giornata, che comprende colazione, pranzo, merenda e cena, troverai la lista della spesa completa, in modo da risparmiare tempo prezioso che potrai dedicare ad altre attività.

Al termine di ogni ricetta troverai quasi sempre 'la pillola'. La pillola è una descrizione dell'ingrediente principale scelto per comporre la ricetta.
Ne illustro la motivazione dell'utilizzo e i suoi benefici per la menopausa. Pelle, capelli, assetto ormonale, stati di ansia, gonfiore addominale, insonnia e sbalzi di umore sono tutti argomenti trattati e che vengono elaborati tramite l'alimentazione proposta.

IL TEMPO

Le ricette non richiedono grande impiego di tempo, tranne in rari casi. Ho comunque previsto giorni in cui puoi essere più impegnata o dove magari non ti senti semplicemente in vena di accendere i fornelli.
In una appendice troverai il cibo più veloce del mondo: i panini! Sono perfetti inoltre per essere trasportati dentro una piccola borsa frigo e costituiscono un pranzo valido sul posto di lavoro.

LA COLAZIONE

Ogni giorno è prevista una colazione diversa.
Ho inserito, oltre al resto, numerose ricette di torte.
Le torte permettono di disporre di una colazione pronta da consumare, utile se al mattino siamo di fretta.
La stessa cosa per gli spuntini, troverai ricette per realizzare snack da mangiare in giornata e altre per realizzare scorte per qualche giorno.

IL PRANZO E LA CENA

Ho cercato di introdurre settimanalmente l'alternanza necessaria al buon funzionamento dell'organismo, la stessa che applico a me stessa: cereali, legumi, pesce, carne, alcune sostituzioni vegetariane, uova, verdure ecc. Moltissime ricette sono a base vegetale, in menopausa la carne solitamente non ci attira più come un tempo, la digeriamo con più difficoltà, soprattutto la sera. Le ricette, ovviamente, si possono seguire come più ci piace ma il mio consiglio è di variare il più possibile per approfittare di tutti i benefici che il cibo ci può offrire. Siamo fatti di quel che mangiamo. È naturale tendere a cucinare molto più spesso quello che ci attira di più o che è più veloce ma è sbagliato.

LA STAGIONALITÀ E IL GUSTO PERSONALE

Gli ingredienti che ho inserito nelle ricette sono sostituibili
secondo la stagione, se vuoi fare il budino di pesca e siamo in
pieno inverno sarebbe buona cosa pensare di sostituire la
pesca con la pera, e così anche per le verdure.
È possibile utilizzare alimenti surgelati ma il fresco di stagione
è preferibile.
A seguire troverai un elenco completo dei frutti e delle verdure
di ogni stagione.
Se un ingrediente non ti piace cerca nell'elenco e sostituiscilo
con uno di tuo gusto, il cibo è un piacere e tale deve restare.
L'unico modo per portare avanti nel tempo un percorso di
miglioramento con costanza è quello di appagare il palato,
questa è la regola più importante di tutte.

FRUTTA E VERDURA DI GENNAIO

Arance, Kiwi, Clementine, Cedri, Limoni, Mandarini, Mele, Pere, Pompelmi, Bietole, Carciofi, Carote, Broccoli, Cavolfiori, Cavoli, Cardi, Cicoria, Finocchi, Patate, Radicchio, Rape, Spinaci, Verza, Zucche.

FRUTTA E VERDURA DI FEBBRAIO

Arance, Clementine, kiwi, Limoni, Pompelmi, Mele, Pere, Carciofi, Bietole, Broccoli, Cavolfiori, Cavoli, Cicoria, Rughetta, Finocchi, Patate, Sedano, Spinaci, Zucche.

FRUTTA E VERDURA DI MARZO

Arance, Kiwi, Limoni, Mele, Pompelmi, Asparagi, Bietole, Carciofi, Carote, Cicoria, Cipolline, Finocchi, Insalata, Porri, Patate, Radicchio, Rape, Sedano, Spinaci.

FRUTTA E VERDURA DI APRILE

Arance, Fragole, Kiwi, Limoni, Mele, Nespole, Pere, Pompelmi, Aglio, Asparagi, Bietole, Carciofi, Cipolle, Carote, Cavolfiori, Cavoli, Cicoria, Cipolline, Finocchi, Insalata, Patate, Rucola, Radicchio, Ravanelli, Sedano, Spinaci.

FRUTTA E VERDURA DI MAGGIO

Ciliegie, Fragole, Kiwi, Lamponi, Mele, Meloni, Nespole, Pere,
Pompelmi, Aglio, Asparagi, Bietole, Carote, Cavoli, Cicoria,
Cipolline, Fagioli, Fagiolini, Fave, Finocchi, Insalata, Patate,
Piselli, Pomodori, Radicchio, Ravanelli, Sedano, Spinaci.

FRUTTA E VERDURA DI GIUGNO

Albicocche, Amarene, Ciliegie, Fichi, Fragole, Lamponi,
Meloni, Pesche, Susine, Aglio, Asparagi, Bietole, Carciofi,
Carote, Cavoli, Cetrioli, Cicoria, Fagioli, Fagiolini, Fave,
Insalate, Melanzane, Patate, Peperoni, Piselli, Pomodori,
Radicchio, Ravanelli, Zucchine, Sedano.

FRUTTA E VERDURA DI LUGLIO

Albicocche, Amarene, Angurie, Ciliegie, Fichi, Fragole,
Lamponi, Meloni, Mirtilli, Pesche, Prugne, Susine, Aglio,
Bietole, Carote, Cavoli, Cetrioli, Cicoria, Fagioli, Fagiolini,
Fave, Insalata, Melanzane, Patate, Peperoni, Pomodori,
Radicchio, Ravanelli, Sedano, Zucchine.

FRUTTA E VERDURA DI AGOSTO

Angurie, Fichi, Fragole, Lamponi, Mele, Meloni, Mirtilli, Pere,
Pesche, Prugne, Susine, Uva, Aglio, Bietole, Carote, Cavoli,
Cetrioli, Cicoria, Fagioli, Fagiolini, Melanzane, Insalata,
Patate, Peperoni, Pomodori, Radicchio, Ravanelli, Sedano,
Zucche, Zucchine.

FRUTTA E VERDURA DI SETTEMBRE

Fichi, Lamponi, Mele, Meloni, Mirtilli, Giuggiole, Pere, Pesche, Prugne, Susine, Uva, Aglio, Bietole, carote, Broccoli, Cavoli, Cetrioli, Fagioli, Fagiolini, Melanzane, Patate, Peperoni, Radicchio, Pomodori, Ravanelli, Sedano, Spinaci, Zucche, Zucchine.

FRUTTA E VERDURA DI OTTOBRE

Castagne, Clementine, Kaki, Limoni, Mandarini, Mele, Pere, Pompelmi, Uva, Aglio, Bietole, Carote, Broccoli, Cavolfiore, Cavoli, Cicoria, Finocchi, Insalata, Patate, Radicchio, Rape, Sedano, Spinaci, Zucche.

FRUTTA E VERDURA DI NOVEMBRE

Arance, Castagne, Clementine, Kaki, Kiwi, Limoni, Mandarini, Mele, Pere, Pompelmi, Uva, Bietole, Carote, Broccoli, Cavolfiore, Cavoli, Cicoria, Finocchi, Insalata, Patate, Radicchio, Rape, Spinaci, Zucche.

FRUTTA E VERDURA DI DICEMBRE

Arance, Castagne, Clementine, Kaki, Kiwi, Limoni, Mandarini, Mele, Pere, Pompelmi, Uva, Bietole, Carote, Broccoli, Cavolfiore, Cavoli, Cicoria, Finocchi, Insalata, Patate, Radicchio, Rape, Spinaci, Zucche.

NON SI BUTTA VIA NULLA!

Non mi piace sprecare il cibo, è una cosa che mi infastidisce.
Non è solo una questione di denaro, è anche, soprattutto, una
questione etica.

Ho inserito a questo proposito una sezione apposita dove ho
raccolto alcune semplici ricette cosmetiche che si possono
realizzare con gli scarti e gli avanzi degli alimenti usati per
cucinare.
È il proseguimento naturale delle mie scelte, da anni non uso
chimica sul mio viso e sulla mia pelle in generale, neppure sui
capelli che lascio crescere bianchi.
Sono ricette facili da realizzare e molto efficaci, permettono
un gran risparmio di denaro e un grosso guadagno in salute.

NATURALE NON SIGNIFICA INNOCUO

In appendice troverai una lista dei più comuni alimenti, erbe e spezie, che possono influire negativamente con alcune patologie o farmaci, come l'apparente innocuo pompelmo o l'innocente rucola.

Naturalmente le ricette non vanno intese come rimedi medici ma sapere quali tra gli alimenti più comuni possono provocarci danno piuttosto che beneficio se assumiamo determinati farmaci o abbiamo specifiche patologie è sempre utile.
Sul web si trovano molti consigli fitoterapici, molto spesso le proprietà descritte dell'erba o della spezia citata nell'articolo corrispondono a realtà ma, troppo spesso, viene tralasciata la parte che racconta degli effetti secondari e delle controindicazioni.

In calce al libro troverai UNA LISTA SPECIALE, una sezione che ti consiglio di leggere con attenzione prima di procedere alla realizzazione di qualsiasi ricetta, in questo modo potrai verificare se un determinato alimento è giusto per te e conoscerai meglio il potere del cibo che andrai a preparare.

È tutto, non mi resta che augurarti buon appetito e buon percorso!!

GIORNO 1

Colazione: torta Saracena
Pranzo: black Hamburger
Merenda: gelato Fragola&Banana
Cena: pesce con purea (completa di versione vegetariana)
Il pranzo e la cena devono essere accompagnati da
abbondanti verdure a piacere e di stagione
Lista della spesa del giorno 1

RICETTE:

TORTA SARACENA (colazione)
Dosi per 4 persone

COSA TI SERVE:

Farina di grano saraceno biologica 200 grammi
Un cucchiaio di Psillio
Ghee 150 grammi
Un decilitro di acqua
Tre mele tipo Granny Smith
Un cucchiaio di uvetta sultanina non zuccherata messa
precedentemente ad ammollare
Un pizzico di cannella

COME FARLA

Prepara la pasta disponendo la farina a fontana e incorpora
piano piano il ghee e lo psillio.

Aggiungi a poco a poco l'acqua tiepida fino a formare una pasta densa ma non dura.
Fai riposare l'impasto in frigorifero per mezz'ora.
Ricopri una tortiera con carta da forno, foderala con la pasta, poi taglia le mele a fettine sottili e disponile sulla pasta insieme all'uvetta ammollata e scolata.
Cospargi con la cannella e ungi bene la frutta con il ghee intiepidito usando un pennello da cucina.
Inforna a 200 gradi fino a doratura.

BLACK HAMBURGER (pranzo)
Per 2 persone

COSA TI SERVE:

Riso Venere 100 grammi
Brodo vegetale fatto in casa
Mandorle pelate reidratate in acqua minerale naturale 250 grammi
Aglio a piacere
Prezzemolo a piacere
Un cucchiaio di ghee
Ceci di contorno

COME FARLI:

Cuoci il riso nel brodo vegetale, una volta cotto scolalo molto bene.
Nel mixer trita in modo grossolano tutti gli ingredienti, mescolando bene il tutto. Forma delle palline e poi schiacciale dando la forma degli hamburger.

Cuocili in una pentola anti aderente con un cucchiaio di ghee.

LA PILLOLA

Le mandorle sono ricche di vitamina E, utilissima per la cura della pelle e dei capelli e di magnesio, ferro e calcio.

GELATO FRAGOLA&BANANA (merenda)
Per 1 persona

COSA TI SERVE:

Mezza banana
Un cestino di fragole
Un cucchiaino di Maca in polvere
Una tazzina di latte di cocco

COME FARLO:

Lava e taglia a cubetti la banana e le fragole, mettile nel congelatore chiuse in un contenitore per circa 1 ora.
Una volta congelata metti la frutta nel frullatore insieme alla tazzina di latte di cocco e frulla bene fino a ottenere un composto omogeneo.
Travasa in un bicchiere e aggiungi la Maca.
Mescola bene, puoi guarnire con qualche fogliolina di menta fresca.

LA PILLOLA

La Maca è un tubero con azione tonificante ed energizzante.

È un naturale aiuto per chi soffre di stanchezza cronica e tristezza e per chi svolge attività intellettuale impegnativa.
Ha inoltre la capacità di riequilibrare e stabilizzare il sistema cardiovascolare, quello linfatico e favorire lo sviluppo della massa magra.
È un alimento adattogeno in grado di fornire più energia al corpo quando è necessario, un prezioso alleato per migliorare l'adattabilità del corpo nelle situazioni di stress.
Contribuisce a regolarizzare gli estrogeni, utile in menopausa.

PESCE CON PUREA (cena)
Per 1 persona

COSA TI SERVE:

Un trancio di merluzzo
Un sedano Rapa
Latte di avena
Olio di sesamo
Semi di girasole
Succo di limone
Farina di avena

COME FARLO:

Trita finemente i semi di girasole e mescolali alla farina di avena, con questa miscela impana il trancio di merluzzo e fallo dorare in una padella antiaderente.
Taglia il sedano rapa e cuocilo a vapore, se hai necessità di risparmiare tempo puoi bollirlo.

Una volta cotto passalo nel mixer e poi mettilo in una casseruola e aggiungi latte di avena per formare la purea. Prepara un letto in un vassoio con il purè di sedano rapa e adagia sopra il merluzzo.
Condisci con olio di sesamo a crudo e succo di limone.

VERSIONE VEGETARIANA

Puoi sostituire il merluzzo con delle frittelle di zucchine preparate con un cucchiaio di semi di Chia, 2 zucchine, un uovo, farina di riso.
Lava e taglia le zucchine a julienne, sbatti l'uovo e aggiungi i semi di chia che avrai tenuto ammollo per circa 20 minuti in acqua minerale naturale (l'acqua per l'ammollo deve coprire i semi).
Aggiungi un pò di farina per addensare e versa il composto a cucchiai in una padella antiaderente unta con olio extravergine di oliva fino a cottura.

LA PILLOLA

Il sedano rapa ha proprietà rimineralizzanti, è molto ricco di selenio, ferro e calcio.
Contiene inoltre la vitamina A, vitamina C e del complesso B.
Questo lo rende un prezioso alleato alleato in menopausa.
È diuretico e depurativo, ideale in caso di difficoltà digestive.

LA LISTA DELLA SPESA DEL GIORNO 1

Verdure a piacere e di stagione per accompagnare il pranzo e la cena

Altre verdure:

Aglio
Prezzemolo
Un sedano rapa

Frutta:

Tre mele tipo Granny Smith
Un cucchiaio di uvetta sultanina non zuccherata messa precedentemente a ammollare
Mezza banana
Un cestino di fragole

Cereali e farine:

Farina di grano saraceno biologica 200 grammi
Riso Venere 100 grammi
Farina di avena

Legumi:

Ceci di contorno

Pesce:

Un trancio di merluzzo

Semi oleosi:

Mandorle pelate reidratate in acqua minerale naturale 250
grammi
Semi di girasole

Oli vegetali e grassi:

Ghee 150 grammi
Olio di sesamo

Erbe e spezie:

Un cucchiaio di Psillio
Un pizzico di cannella
Mezzo cucchiaino di Maca in polvere

Latti vegetali:

Una tazzina di latte di cocco
Latte di avena

Varie:

Brodo vegetale fatto in casa
Succo di limone

GIORNO 2

Colazione: con i fiocchi
Pranzo: pasta pesta anti vampate
Merenda: palline croccanti
Cena: involtini pomodorini rucola e uova
Il pranzo e la cena devono essere accompagnati da
abbondanti verdure a piacere di stagione
Lista della spesa del giorno 2

RICETTE:

CON I FIOCCHI (colazione)
Per 1 persona

COSA TI SERVE:

Mezzo bicchiere di fiocchi di avena
Latte di cocco quanto basta
Ghee
Lamponi
Scorza di limone

COME FARLA:

Fai cuocere i fiocchi di avena mettendoli in un pentolino
immersi nel latte di cocco. Il latte deve coprire i fiocchi di circa
1cm. Mescola per 10 minuti a fuoco basso e spegni il fornello.
In un pentolino antiaderente scalda i lamponi insieme al ghee
molto velocemente, e mescola insieme ai fiocchi. Aggiungi la
scorza di limone.

Questa colazione dolce ti sazierà fino all'ora del pranzo e controllerà la glicemia.

LA PILLOLA

L'avena è un alimento che ha il pregio di offrire un grande senso di sazietà.
Contiene il Boro, un oligoelemento che è necessario per assimilare il calcio importantissimo in menopausa.
Studi scientifici dimostrano che una regolare assunzione di boro diminuisce fortemente la perdita di calcio con le urine.

PASTA PESTA ANTI VAMPATE (pranzo)
Per 1 persona

COSA TI SERVE:

Quinoa 60 grammi
Una scodella circa di foglie di salvia fresche
Vongole sgusciate 100 grammi
 Pinoli 20 grammi
Uno spicchio di aglio
Olio extra vergine di oliva

COME FARLA:

Lessa la Quinoa in acqua bollente .
Nel frattempo cuoci velocemente le vongole in un padellino con un filo di olio e se ti piace del peperoncino.
Nel mixer metti le foglie di salvia lavate e asciugate, i pinoli, lo

spicchio di aglio e un cucchiaio di olio extravergine di oliva.
Condisci la Quinoa con il pesto ottenuto e le vongole.

LA PILLOLA

Grazie ai flavonoidi che contiene, la salvia è un utile rimedio
contro le vampate di calore. Ottima anche per drenare.

PALLINE CROCCANTI (merenda)
Per 1 persona

COSA TI SERVE:

Una manciata di ceci cotti
Paprika
Olio extra vergine di oliva

COME FARLI:

In una padella antiaderente versa un cucchiaio di olio
extravergine di oliva a cui avrai mescolato della paprika.
Scalda bene la padella e versa i ceci facendoli dorare bene.
Puoi mangiarli caldi oppure portarli con te per uno snack da
passeggio o come spezza fame in ufficio.

LA PILLOLA

I ceci contengono L-arginina che è utile in caso di calo della
libido.

INVOLTINI POMODORINI RUCOLA E UOVA
Per 1 persona

COSA TI SERVE:

Una melanzana
Una manciata di pomodorini secchi
Due uova
Qualche fogliolina di basilico
Una manciata di rucola
Pepe nero
Semi di sesamo nero a piacere
Un cucchiaio di olio extra vergine di oliva
Erba cipollina

COME FARLI:

Lava e affetta sottilmente la melanzana, poi griglia le fettine.
Versa nel frullatore i pomodorini con la rucola, un pizzico di
pepe e il basilico, fino a ottenere una crema.
Sbatti le uova e fai una frittata sottile.
Prendi una fettina di melanzana e spalma sopra la crema
rossa, un pezzetto di frittata, arrotola e chiudi con un filo di
erba cipollina.

Continua fino a che non hai finito le fettine.
Disponi i rotolini in un piatto da portata, condisci con l'olio
extra vergine di oliva e spolvera con i semi di sesamo nero.

LA LISTA DELLA SPESA DEL GIORNO 2

Verdure a piacere e di stagione per accompagnare il pranzo e la cena

Altre verdure:

Uno spicchio di aglio
Una melanzana
Una manciata di pomodorini secchi
Una manciata di rucola
Erba cipollina

FRUTTA:

Lamponi

CEREALI E FARINE:

Mezzo bicchiere di fiocchi di avena
Quinoa 60 grammi

LEGUMI:

Una manciata di ceci cotti

PESCE:

Vongole sgusciate 100 grammi

UOVA:

Due uova

SEMI OLEOSI:

Semi di sesamo nero a piacere
Pinoli 20 grammi

OLI VEGETALI E GRASSI:

Ghee
Olio extra vergine di oliva

ERBE E SPEZIE:

Una scodella circa di foglie di salvia fresche
Paprika
Qualche fogliolina di basilico
Pepe nero

LATTI VEGETALI:

Latte di cocco

VARIE

Scorza di limone

GIORNO 3

Colazione: muffin alla mela&mandorla
Pranzo: funghi bowl
Merenda: barrette anti fame nervosa senza zucchero
Cena: zuppa benefica per la pelle (completa di versione
vegetariana)
Il pranzo e la cena devono essere accompagnati da
abbondanti verdure a piacere e di stagione
Lista della spesa del giorno 3

RICETTE:

MUFFIN ALLA MELA&MANDORLA (colazione)
Per 3 persone

COSA TI SERVE:

Farina di riso 65 grammi
Farina di mandorle 65 grammi
Latte di mandorle 150 milligrammi
Mandorle pelate
Due mele
Lievito bio
Due cucchiai di olio di mandorle per uso alimentare

COME FARLI:

Dopo averle tenute ammollo per 30 minuti taglia
grossolanamente le mandorle.

Mescola le farine. In una ciotola mescola l'olio di mandorle con il latte di mandorle e il lievito e unisci i due composti.
Aggiungi le mandorle ammollate e tagliate.
Taglia a piccoli pezzi le mele.
Travasa l'impasto nei pirottini, con delicatezza inserisci i pezzettini di mela.
Cuoci in forno per circa 20 minuti a 180°
Puoi preparare i muffin la sera prima.

LA PILLOLA

L'olio di mandorle dolci per uso alimentare ha una azione rinfrescante sulla vescica e aiuta le funzioni intestinali, riduce il senso di fame e migliora la pelle.

FUNGHI BOWL (pranzo)
Per 2 persone

COSA TI SERVE:

Feta 180 grammi
Funghi a piacere (porcini secchi, champignon freschi ecc.)
Una manciata di pinoli
Un cucchiaino di olio extra vergine di oliva
Prezzemolo
Uno spicchio di aglio
Bulgur 160 grammi

COME FARLA:

Sbriciola la feta e falla sciogliere fino a farla diventare una crema in pochissima acqua.

Cuoci i funghi in un padellino antiaderente con l'aglio, il prezzemolo e l'olio extravergine di oliva.

In un piatto da portata versa la crema di feta, copri con i funghi e poi copri nuovamente con il Bulgur che avrai lessato a parte. Copri nuovamente con la crema di feta. Spargi il piatto con pinoli che avrai tostato.

LA PILLOLA

La feta greca è molto più facile da digerire rispetto a formaggi fatti con latte vaccino. Contiene riboflavina, utile per contrastare le emicranie. Non indicata in caso di ipertensione a causa dell'alto contenuto di sodio.

BARRETTE ANTI FAME NERVOSA SENZA COTTURA
(spuntino)

COSA TI SERVE:

Farina di canapa 100 grammi
Farina di mandorle 100 grammi
Semi di zucca 50 grammi
Cacao crudo 100 grammi
Semi di lino 40 grammi
Una manciata di bacche di goji
Un paio di cucchiai di burro di cocco

COME FARLE:

Metti in ammollo i semi di lino per circa 20 minuti.
Metti in ammollo le bacche di goji in acqua fresca minerale
per circa 20 minuti.
Trita i semi di zucca.
Mescola tutti gli ingredienti e forma delle barrette, se risultano
troppo morbide aggiungi farina di mandorle.
Metti le barrette in frigorifero, saranno pronte dopo circa tre
ore, si conservano chiuse in un barattolo di vetro per una
settimana

LA PILLOLA

I semi di zucca sono un rimedio naturale contro i parassiti
intestinali. Un uso frequente ha una azione benefica su tutto
l'apparato urinario, sulle infiammazioni e cistiti. Si possono
fare in casa molto facilmente, è sufficiente non gettare via i
semi quando si pulisce la zucca, lavarli con cura e farli tostare
in forno .

ZUPPA BENEFICA PER LA PELLE (cena) - completa di versione vegetariana
Per 1 persona

COSA TI SERVE:

Vongole fresche veraci a piacere
Prezzemolo
Aglio
 Due Carciofi
Olio extravergine di oliva

COME FARLA:

Pulisci le vongole e mettile in una bacinella con acqua fredda
e sale grosso per un'ora in modo da togliere le impurità.
Risciacqua bene.
Una volta fatta questa operazione trasferiscile in una pentola
dove avrai scaldato un cucchiaio di olio extra vergine di oliva
con uno spicchio di aglio con la buccia. Togli l'aglio e versa le
vongole , falle schiudere tenendo la fiamma del fornello
vivace.
Una volta schiuse togli le vongole con una schiumarola e filtra
l'acqua che avranno fatto. Mettila da parte.
Sguscia le vongole.
Pulisci i carciofi e tagliali a spicchi, scotta leggermente i
carciofi in una padella antiaderente unta con olio extravergine
di oliva con prezzemolo.
Unisci al brodo i carciofi e le vongole e fai bollire per 10
minuti.

VERSIONE VEGETARIANA:

Puoi sostituire le vongole con fave bollite utilizzando una
parte della loro acqua di cottura aggiunta a brodo vegetale
fatto in casa senza aggiunta di sale.

LA PILLOLA

Le vongole hanno un'alta concentrazione di Vitamina A e
Retinolo, vitamina E, vitamina D e vitamina K, sono un

alimento in grado di aiutare moltissimo la nostra pelle con un'azione antiossidante e idratante.

LISTA DELLA SPESA DEL GIORNO 3

Verdure a piacere e di stagione per accompagnare il pranzo e la cena

Altre verdure:

Funghi a piacere (porcini secchi, champignon freschi ecc.)
Prezzemolo
Uno spicchio di aglio
Carciofi

FRUTTA:

Due mele

CEREALI E FARINE:

Farina di riso 65 grammi
Farina di mandorle 165 grammi
Farina di canapa 100 grammi
Bulgur 160 grammi

PESCE:

Vongole fresche veraci

FORMAGGI:

Feta 180 grammi

SEMI OLEOSI:

Mandorle pelate
Una manciata di pinoli
Semi di zucca 50 grammi
 Semi di lino 40 grammi

OLI VEGETALI E GRASSI:

Due cucchiai di olio di mandorle per uso alimentare
Olio extravergine di oliva
Un paio di cucchiai di burro di cocco

LATTI VEGETALI:

Latte di mandorle

VARIE

Lievito bio
Cacao crudo 100 grammi
Una manciata di bacche di Goji

GIORNO 4

Colazione: biscotti
Pranzo: minestra con arachidi
Merenda: frullato anti ansia
Cena: parmigiana di tacchino (completa di versione vegetariana)
Il pranzo e la cena devono essere accompagnati da abbondanti verdure a piacere di stagione
Lista della spesa del giorno

RICETTE:

BISCOTTI (colazione)

COSA TI SERVE:

Farina di riso 375 grammi
 Yogurt intero 250 grammi
Due cucchiai di ghee
Una tavoletta di cioccolato fondente 75%
Due uova

COME FARLI:

Sbatti bene le uova , fino a ottenere un composto spumoso. unisci il resto degli ingredienti tranne il cioccolato che unirai per ultimo dopo averlo triturato.
Versa il composto a cucchiaiate sulla placca da forno ricoperta di carta.
Fai cuocere per circa 20 minuti a 160°

LA PILLOLA

Il cioccolato fondente contrasta i radicali liberi e favorisce la concentrazione. L'alta percentuale di fibra che contiene promuove il senso di sazietà e il gusto appaga la voglia di dolce.

MINESTRA CON ARACHIDI (pranzo)
Per 3 persone

COSA TI SERVE:

Zucca 1 chilo
Tre cucchiai di olio extra vergine di oliva
Uno spicchio di aglio
Una cipolla bianca
Un mazzetto di spinaci freschi
Due cucchiai di arachidi non salate tostate
Brodo vegetale fatto in casa quanto basta

COME FARLA:

Pulisci la zucca e falla a piccoli pezzi.
Falla cuocere in una padella antiaderente dove avrai fatto rosolare la cipolla e l'aglio. Porta a cottura aggiungendo brodo vegetale quanto basta.
Una volta cotta passa nel mixer (o utilizza il frullatore a immersione) la zucca e riducila a purea.
Trasferisci in una pentola e aggiungi brodo vegetale e gli spinacini e fai bollire per 10 minuti.

Versa nei piatti cospargendo con le arachidi tostate e
sbriciolate.

FRULLATO ANTI ANSIA (merenda)
Per 1 persona

COSA TI SERVE:

Una mela verde tipo Granny Smith
Mezza banana
Un cucchiaino in polvere di aswagandha
Un cucchiaio di semi di Chia

COME FARLO:

Metti a bagno i semi di Chia per circa 20 minuti, una volta
ammorbiti versali nel frullatore insieme alla polvere di
aswagandha, la banana fatta a piccoli pezzi e alla mela
privata del torsolo. Frulla tutto insieme e bevi subito.

LA PILLOLA

L'aswagandha costituisce una risorsa perfetta in menopausa,
inserita giornalmente nella dieta aiuta a ridurre l'ansia e
 permette di affrontare lo stress di questo periodo più
facilmente. Questo studio dimostra le sue proprietà per
contrastare gli stati ansiosi. Durante il delicato periodo della
menopausa può avvenire un calo della libido, un ciclo di un
paio di mesi con aswagandha può regolare la libido e aiutare
nella sfera sessuale.

PARMIGIANA DI TACCHINO (cena) completa di versione vegetariana

COSA TI SERVE:

Due fettine di tacchino tagliato sottile per persona
Parmigiano stagionato
Spezie a piacere
Sedano
Carote
Cipolla
Funghi freschi a piacere

COME FARLA:

Prendi una fettina di tacchino, passala da ambo le parti nel trito di spezie che hai scelto tra timo, curcuma, cumino, anice, curry, zenzero, zafferano ecc. e adagiala sulla placca da forno ricoperta con carta.
Metti poi sopra la fettina un impasto ottenuto facendo scottare i funghi in una padella antiaderente dove hai precedentemente dorato le verdure con un cucchiaio di olio extravergine di oliva. Copri con l'altra fettina e spolvera con il parmigiano. Cuoci in forno per circa 20 minuti a 180°, se noti che la parmigiana si asciuga troppo la puoi bagnare con un paio di cucchiai di brodo vegetale fatto in casa.

VERSIONE VEGETARIANA

Puoi sostituire le fettine di tacchino con cialde vegetali: miscela 140 grammi di farina di ceci con 70g di farina di riso,

OLI VEGETALI E GRASSI

Tre cucchiai di olio extra vergine di oliva
Due cucchiai di ghee

ERBE E SPEZIE

Un cucchiaino di polvere di Ashwagandha
Spezie a piacere

VARIE

Brodo vegetale fatto in casa
Una tavoletta di cioccolato fondente 75%
Un cucchiaio di semi di Chia

GIORNO 5
Colazione: torta al cacao crudo
Pranzo: la palombella
Merenda: bab fetta
Cena: uova in rosso
Lista della spesa del giorno 5

RICETTE:

TORTA AL CACAO CRUDO (colazione)

COSA TI SERVE:

Farina di cocco 60 grammi
Cacao crudo 25 grammi
Un cucchiaino di bicarbonato
Cinque uova
Due cucchiai di olio di cocco
Miele 60 grammi
Estratto bio di vaniglia

COME FARLA:

Preriscalda il forno a 180°. Mescola la farina di cocco con il
cacao e il bicarbonato. In una ciotola sbatti le uova insieme al
miele e alla vaniglia.
Trasferisci il composto in una tortiera leggermente unta e
cuoci per circa 30/40 minuti.

LA PILLOLA

La vaniglia ha proprietà antiossidanti e calmanti. Un baccello
di vaniglia in una tazza di latte caldo la sera aiuta a dormire in
caso di insonnia leggera.

LA PALOMBELLA (pranzo)
Per 1 persona

COSA TI SERVE:

Un trancio di palombo
Una cipolla
Un cucchiaio di olio extra vergine di oliva
Una carota

Una costa di sedano
Un cucchiaio di passata di pomodoro
Origano a piacere
Una foglia di alloro
Brodo vegetale fatto in casa un litro
Ceci lessati 80 grammi
Qualche foglia di basilico

COME FARLA:

In una casseruola fai rosolare in un cucchiaio di olio extra vergine di oliva la cipolla, la carota e la costa di sedano lavati e tritati finemente.
Passa con il passaverdura i ceci lessati, lasciandone una manciata da parte interi.
Aggiungi i ceci passati alle verdure rosolate e versa il brodo vegetale, il passato di pomodoro, il basilico, l'alloro. Dopo 15 minuti aggiungi anche il palombo.
Fai bollire molto lentamente per una mezzoretta.

LA PILLOLA

L'alloro contrasta la formazione e favorisce l'eliminazione dei gas intestinali, utile quindi nei casi di gonfiore addominale.

BAB FETTA (merenda)
Per 1 persona

COSA TI SERVE:

Una fetta di pane di segale

Un cucchiaio di marmellata biologica del gusto preferito e senza zuccheri aggiunti.
Polvere di Baobab

COME FARLA:

Farcisci la fetta di pane di segale con la marmellata, spolvera il frutto sul pane e gusta!!

LA PILLOLA

Il baobab ha proprietà antisettiche e antivecchiamento, contiene vitamina C e vitamine del gruppo B. Ricco di fibre è un grande alleato della buona funzionalità intestinale. È inoltre ricco di ferro. Da utilizzare in caso di cali di energia mentale e fisica e indicatissimo al cambio stagionale.

UOVA IN ROSSO (cena)
Per 1 persona

COSA TI SERVE:

Due uova fresche biologiche
Due cucchiai di olio di cocco
Un peperone rosso
uno scalogno
Un cucchiaio di paprika
Basilico fresco
Dragoncello
 Pomodorini datterini 200 grammi
Olio extra vergine di oliva quanto basta

COME FARLE:

Trita lo scalogno e taglia a listarelle il peperone dopo averlo pulito dai semi.
Versa il peperone e lo scalogno in una padella antiaderente unta con un filo di olio extravergine di oliva, condisci conla paprika.
Mentre il peperone cuoce trita finemente i pomodorini con il basilico e il dragoncello.
Versa i pomodorini nella padella e fai cuocere per circa 5 minuti.
In un altra padella cuoci le uova nell'olio di cocco, aggiusta di sale e pepe nero, una volta cotte copri con la salsa.

LA PILLOLA

Il dragoncello ha spiccate proprietà digestive e favorisce il sonno, è una spezia molto indicata nel pasto serale. Occorre consumarlo fresco per approfittare delle sue qualità che diminuiscono molto se essiccato.

LISTA DELLA SPESA DEL GIORNO 5
Verdure a piacere e di stagione per accompagnare il pranzo e la cena

Altre verdure:

Una cipolla
Una carota
Una costa di sedano

Un peperone rosso
Uno scalogno
Pomodorini datterini 200 grammi

CEREALI E FARINE

Farina di cocco 60 grammi
Una fetta di pane di segale

LEGUMI

Ceci lessati 80 grammi

PESCE

Un trancio di palombo

Uova

Sette uova

OLI VEGETALI E GRASSI

Quattro cucchiai di olio di cocco
Olio extra vergine di oliva

ERBE E SPEZIE

Origano a piacere
Una foglia di alloro
Qualche foglia di basilico

Un cucchiaio di paprika
Dragoncello

VARIE

Cacao crudo 25 grammi
Un cucchiaino di bicarbonato
Miele 60 grammi
Estratto bio di vaniglia
Un cucchiaio di passata di pomodoro
Brodo vegetale fatto in casa un litro
Un cucchiaio di marmellata biologica del gusto preferito e
senza zuccheri aggiunti.
Baobab essiccato

GIORNO 6
Colazione: biscotti fritti per la cura della pelle
Pranzo: cous cous disintossicante
Merenda: parfait ai frutti di bosco anti stipsi
Cena: cestini di formaggio contro i radicali liberi
Lista della spesa del giorno 6

RICETTE:

BISCOTTI FRITTI PER LA CURA DELLA PELLE (colazione)

COSA TI SERVE:

Una tazza di farina di avena
Una tazza di farina integrale

Due tazze di farina di grano saraceno
Una tazza di semi di sesamo
Un cucchiaio di ghee più quello necessario per la frittura
Un cucchiaio di olio di oliva extravergine
Due tazze di acqua
Tre cucchiai di bacche di Goji reidratate

COME FARLI:

Lavorare molto bene tutti gli ingredienti in una ciotola. Creare un rotolo e farlo riposare in frigorifero (mezz'ora ma si può lasciare tutta la notte). Tagliare a rondelle spesse circa un centimetro e friggere nel ghee.

LA PILLOLA

Le bacche di goji sono particolarmente indicate a colazione in quanto donano molta energia e vitalità. Ricche di vitamina A costituiscono un sostegno per pelle, capelli e unghie.

COUS COUS DISINTOSSICANTE (pranzo)
Per 2 persone

COSA TI SERVE:

Cous cous integrale 120 grammi
Un cucchiaio di curcuma
Spinaci lessati 50 grammi
Uno spicchio di aglio
Olio di cocco
Trito di carota sedano e cipolla

COME FARLO:

Cuoci il cous cous secondo le indicazioni della confezione.
Cuoci gli spinaci ben tritati in una pentola antiaderente dove
avrai rosolato in poco olio il sedano con la carota, l'aglio e la
cipolla.
Impasta con le mani il cous cous con le verdure e la curcuma
e forma delle palline con le mani.
Falle dorare in una casseruola antiaderente con un cucchiaio
di olio.

LA PILLOLA

L'aglio è un antibiotico naturale. Ricco di calcio, potassio,
magnesio, vitamina C. Svolge inoltre una preziosa azione
chelante, cioè si lega ai metalli depositati nel fegato e nei reni
favorendone l'eliminazione.

PARFAIT AI FRUTTI DI BOSCO ANTI STIPSI (merenda)
Per 3 persone

COSA TI SERVE:

Noci 60 grammi
Un cucchiaino di semi di lino
Un cucchiaino di semi di Chia
Pinoli 60 grammi
Datteri a pezzetti privati del nocciolo 100 grammi
Un cucchiaio di cannella
Fragole di bosco 100 grammi

Lamponi 100 grammi
Mirtilli 100 grammi
Un vasetto di yogurt greco

COME FARLO:

Metti le noci, i pinoli, i semi di lino e i semi di Chia
precedentemente ammollati per 30 minuti nel mixer.
In una ciotola mescola i datteri triturati e la cannella con i frutti
di bosco.
Prendi dei bicchierini, adagia sul fondo il preparato che hai
realizzato con il mixer e completa con i frutti di bosco.

LA PILLOLA

I datteri hanno proprietà antinfiammatorie e contengono una
buona quantità di fibre insolubili che aiutano in caso di stipsi.

CESTINI DI FORMAGGIO CONTRO I RADICALI LIBERI
Per 1 persona (cena)

COSA TI SERVE:

Cinque cucchiai di parmigiano stagionato 36 mesi
Due zucchine
Una cipolla rossa
Olio di cocco
Una manciata di noci di macadamia

COME FARLI:

Scalda una padellina antiaderente e versa a pioggia, avendo cura di coprire tutto il fondo del padellino, il parmigiano a cucchiai. Fai cuocere a fuoco moderato, staccando i bordi piano piano con una spatolina di gomma. Una volta cotto rovescia la crêpes ottenuta su un bicchiere, stando molto attenta a non bruciarti, la crêpes, freddandosi, prenderà la forma di un cestino. Prepara le verdure con cui riempirai il cestino: taglia a dadini le zucchine e falle cuocere in un una padella dove avrai fatto rosolare la cipolla rossa in un cucchiaio di olio di cocco.

LA PILLOLA

Le cipolle rosse contengono allicina (che si libera quando la cipolla viene tagliata è quindi importante tagliare le cipolle al momento del consumo e non prima) e quercitina, un flavonoide molto efficace contro i radicali liberi.

LISTA DELLA SPESA DEL GIORNO 6
Verdure a piacere e di stagione per accompagnare il pranzo e la cena

Altre verdure:

Spinaci lessati 50 grammi
Uno spicchio di aglio
Trito di carota sedano e cipolla
Due zucchine
Una cipolla rossa

FRUTTA

Fragole di bosco 100 grammi
Lamponi 100 grammi
Mirtilli 100 grammi

CEREALI E FARINE

Una tazza di farina di avena
Una tazza di farina integrale
Due tazze di farina di grano saraceno
 Cous cous integrale 120 grammi

FORMAGGI

Un vasetto di yogurt greco
Cinque cucchiai di parmigiano stagionato

SEMI OLEOSI

Una tazza di semi di sesamo
Noci 60 grammi
Pinoli 60 grammi
Un cucchiaino di semi di lino
Una manciata di noci di macadamia

OLI VEGETALI E GRASSI

Un cucchiaio di ghee più quello necessario per la frittura
Un cucchiaio di olio di oliva extravergine

Olio di cocco

ERBE E SPEZIE

Un cucchiaio di cannella
Un cucchiaio di curcuma

VARIE

Tre cucchiai di bacche di Goji reidratate
Un cucchiaino di semi di Chia
 Datteri a pezzetti privati del nocciolo 100 grammi

GIORNO 7

Colazione: timballini sazianti e riparatori
Pranzo: bocconcini antinfiammatori
Merenda: crackers spezza fame
Cena: polpettone dorate
Il pranzo e la cena devono essere accompagnati da
abbondanti verdure a piacere e di stagione
Lista della spesa del giorno 7

RICETTE:

TIMBALLINI SAZIANTI E RIPARATORI (colazione)
Per 2 persone

COSA TI SERVE:

Farina di riso 125 grammi

Ghee 100 grammi
Riso integrale 80 grammi
Latte di mandorle non dolcificato 800 millilitri
Estratto di vaniglia bio

COME FARLI:

Prepara i cestini amalgamando il ghee con la farina e fai
l'impasto.
Metti in frigorifero avvolto in una pellicola per circa mezz'ora.
Nel frattempo cuoci il riso nel latte di mandorla, a metà cottura
aggiungi l'estratto di vaniglia .
Passata la mezz'ora stendi la pasta, ritaglia dei tondi con un
bicchiere.
Fai delle strisce con la sfoglia avanzata e attaccali ai tondi in
modo da creare dei cestini.
Metti i cestini in forno preriscaldato a 200° per cinque minuti
dopodiché tirali fuori e facendo attenzione a non scottarti
riempili con il riso cotto.
Rimetti i cestini in forno per 10 minuti.

LA PILLOLA

Il riso integrale è ricco di fibre. Aiuta a stabilizzare i livelli di
zucchero nel sangue e offre un potente senso di sazietà.
Altamente digeribile, la presenza di niacina offre una azione
protettiva per l'apparato gastrointestinale.

BOCCONCINI ANTINFIAMMATORI (pranzo)
Per 2 persone

COSA TI SERVE:

Riso rosso 100 grammi
Radice di Daikon 250 grammi
Due filetti di petto di pollo
Un cucchiaino di miele
Un pizzico di zenzero
Un cucchiaino di ghee
Un cucchiaio di semi di sesamo nero

COME FARLI:

Cuoci il riso rosso, meglio se a vapore. Lava e taglia a piccoli pezzi la radice di daikon e cuocila in acqua bollente per 10 minuti. Taglia i filetti di petto di pollo a pezzettini piccoli e friggili in una padella antiaderente con un cucchiaino di ghee. Mescola in una ciotola il miele con lo zenzero e un paio di cucchiai di acqua calda. Aggiungi la salsa ai pezzettini di pollo dorati e continua a rosolare altri 5 minuti. Aggiungi anche il daikon e mescola bene, infine cospargi con i semi di sesamo. Versa in una ciotola da portata sopra il riso.

LA PILLOLA

Lo zenzero è ricco di vitamina C, antinfiammatorio e antisettico. È un rimedio naturale efficacissimo contro la nausea, ne basta la punta di un cucchiaio per contrastare il mal d'auto o di mare. Aggiunto alla cottura dei legumi aiuta a contrastare il gonfiore addominale.

CRACKERS SPEZZA FAME (spuntino)

COSA TI SERVE:

Anacardi 225 grammi
Semi di lino 115 grammi
Semi di canapa 50 grammi
Semi di zucca 50 grammi
Proteine della canapa 30 grammi
Un cucchiaio di rosmarino triturato

COME FARLI:

Metti in ammollo gli anacardi in acqua per un'ora.
Trascorso questo tempo scola e lava bene gli anacardi.
Metti gli anacardi insieme agli altri ingredienti in un robot da cucina e trita tutto insieme.
Ricopri con della carta da forno una placca da forno e versaci sopra il composto.
Aiutandoti con un foglio di carta da forno schiaccia con le mani fino a ottenere una sfoglia sottile.
Taglia in quadrati e cuoci in forno a 150° per 10/15 minuti.

LA PILLOLA

Le proteine della canapa aumentano l'energia e diminuiscono la stanchezza, favoriscono lo sviluppo della massa muscolare, sono facilmente digeribili e contengono una buona dose di fibre.

POLPETTINE DORATE (cena)
Per 2 persone

COSA TI SERVE:

Due tazze di lenticchie rosse
Due cipollotti bianchi
Semi di sesamo
Due cucchiai di ghee

COME FARLE:

Lessare le lenticchie e scolarle molto bene. Sminuzzare i cipollotti bianchi e farli dorare in un cucchiaino di ghee. Una volta freddato quanto preparato mescolare bene e formare delle palline schiacciate. Passarle nei semi di sesamo. Far dorare le polpettine ottenute in una padella antiaderente con il restante ghee.

LISTA DELLA SPESA DEL GIORNO 7
Verdure a piacere e di stagione per accompagnare il pranzo e la cena

Altre verdure:

Radice di Daikon 250 grammi
Due cipollotti bianchi

CEREALI E FARINE

Farina di riso 125 grammi
Riso integrale 80 grammi

Riso rosso 100 grammi

LEGUMI

Due tazze di lenticchie rosse

CARNE

Due filetti di petto di pollo

SEMI OLEOSI

Anacardi 225 grammi
 Semi di lino 115 grammi
Semi di canapa 50 grammi
Semi di zucca 50 grammi
Semi di sesamo

OLI VEGETALI E GRASSI

Ghee 100 grammi

LATTI VEGETALI

Latte di mandorle non dolcificato 800 millilitri

ERBE E SPEZIE

Un pizzico di zenzero
Un cucchiaio di rosmarino triturato

VARIE

Estratto di vaniglia bio
Un cucchiaio di miele
Proteine della canapa 30 grammi

GIORNO 8

Colazione: frullato anti nausea
Pranzo: crocchette verdi
Merenda: crema alle more per le ossa
Cena: vellutata anti age
Il pranzo e la cena devono essere accompagnati da
abbondanti verdure di stagione a piacere
Lista della spesa del giorno 8

RICETTE:

FRULLATO ANTI NAUSEA (colazione)
Per 1 persona

COSA TI SERVE:

Un vasetto di yogurt greco da 150 grammi
Una tazza di succo di mirtillo biologico
Un cucchiaino di radice di zenzero triturata al momento

COME FARLO:

Metti tutti gli ingredienti nel frullatore e bevi subito.

LA PILLOLA

Lo zenzero è un ottimo rimedio naturale contro la nausea. È sufficiente la punta di un cucchiaino da caffè di polvere di zenzero per bloccare la sensazione di nausea. Utilizzato in infuso dopo i pasti aiuta la digestione.

CROCCHETTE VERDI (pranzo)
Per 2 persone

COSA TI SERVE:

Ceci lessati 150 grammi
Un cucchiaino di curcuma
Bietole lessate 50 grammi
Uno spicchio di aglio
Olio di cocco
Trito di carote sedano e cipolla

COME FARLE:

Schiaccia i ceci con la forchetta.
Cuoci le bietole, scolale bene e tritale finemente. Metti le verdure in una pentola antiaderente dove avrai rosolato in poco olio il sedano con la carota, l'aglio e la cipolla.
Impasta con le mani i ceci con le verdure e la curcuma e forma delle palline con le mani.
Falle dorare in una casseruola antiaderente con un cucchiaio di olio.

LA PILLOLA

L'aglio è un antibiotico naturale. Ricco di calcio, potassio, magnesio, vitamina C. Svolge inoltre una preziosa azione chelante, cioè si lega ai metalli depositati nel fegato e nei reni favorendone l'eliminazione.

CREMA ALLE MORE PER LE OSSA (merenda)
Per 3 persone

COSA TI SERVE:

Mezzo litro di latte di cocco
Un cucchiaio e mezzo raso di agar agar
Estratto di vaniglia bio
More 200 grammi
Un limone

COME FARLA:

Fai bollire il latte di cocco insieme all'estratto di vaniglia.
Sciogli l'agar agar in 4 cucchiai di acqua tiepida poi versalo nel latte.
Aggiungi le more e mescola tutto insieme.

LA PILLOLA

Le more sono molto ricche di sali minerali tra cui il rame, utile per il metabolismo delle ossa e dei globuli rossi e bianchi.

VELLUTATA ANTI AGE (cena)

COSA TI SERVE:

Un chilo di zucca
Tre cucchiai di olio extra vergine di oliva
Uno spicchio di aglio
Una cipolla bianca
Un mazzetto di bietole
Due cucchiai di pinoli sgusciati
Brodo vegetale fatto in casa q.b.

COME FARLA:

Fai tostare leggermente i pinoli in una padella.
Pulisci la zucca e falla a piccoli pezzi.
Falla cuocere in una padella antiaderente dove avrai fatto
rosolare la cipolla e l'aglio, porta a cottura aggiungendo brodo
vegetale quanto basta.
Una volta cotta passa nel mixer la zucca e riducila a purea.
Trasferisci in una pentola e aggiungi brodo vegetale e le
bietole lessate e fai bollire per 10 minuti.
Versa nei piatti cospargendo con i pinoli tostati.

LA PILLOLA

I pinoli sono una buona fonte di zinco, utile per la salute dei
capelli. Contengono inoltre molte sostanze che contrastano
l'azione dei radicali liberi e il processo di invecchiamento.

LISTA DELLA SPESA DEL GIORNO 8
Verdure a piacere e di stagione per accompagnare il pranzo e
la cena

Altre verdure:

Bietole lessate 50 grammi
Uno spicchio di aglio
Trito di carote sedano e cipolla
Un chilo di zucca
Una cipolla bianca
Un mazzetto di bietole

FRUTTA

More 200 grammi
Un limone

LEGUMI

Ceci lessati 150 grammi

FORMAGGI

Un vasetto di yogurt greco da 150 grammi

SEMI OLEOSI

Due cucchiai di pinoli sgusciati

OLI VEGETALI E GRASSI

Olio di cocco
Tre cucchiai di olio extra vergine di oliva

ERBE E SPEZIE

Un cucchiaio di radice di zenzero triturata al momento
Un cucchiaino di curcuma

LATTI VEGETALI

Mezzo litro di latte di cocco

VARIE

Una tazza di succo di mirtillo biologico
Un cucchiaio e mezzo raso di agar agar
Estratto di vaniglia bio
Brodo vegetale fatto in casa q.b.

GIORNO 9

Colazione: frittele per la circolazione
Pranzo: zuppa depurativa
Merenda: pepite burrose per la pelle
Cena: merluzzo arancione
Il pranzo e la cena devono essere accompagnati da
abbondanti verdure a piacere di stagione
Lista della spesa del giorno 9

RICETTE:

FRITTELLE PER LA CIRCOLAZIONE (colazione)

Per 2 persone

COSA TI SERVE:

Farina di avena 150 grammi
Olio extravergine di oliva un cucchiaio
Lievito bio
Un vasetto di ricotta
Un cestino di mirtilli
Il succo di un limone
Ghee
Latte di mandorla q.b.

COME FARLE:

Mescola farina e olio, unisci a cucchiaini il latte di mandorla
fino a ottenere un composto omogeneo liscio e abbastanza
molle.
Scalda un pentolino antiaderente e metti un pochino di ghee
per ungere.
Versa il composto in uno strato sottile, appena vedi che si
rapprende comincia a staccare i bordi con una spatolina, poi
giralo e fallo cuocere dall'altra parte.
Fai macerare i mirtilli con il limone , scolali bene e mischiali
alla ricotta.
Farcisci le frittelle con il composto di mirtilli e ricotta.

LA PILLOLA

I mirtilli sono ricchissimi di fitonutrienti, proteggono la pelle e
sono utilissimi per migliorare la circolazione capillare. La

mirtilli, sostanza in essi contenuta, abbassa i livelli di glicemia e aiuta a metabolizzare gli zuccheri.

ZUPPA DEPURATIVA (pranzo)
Per 1 persona

COSA TI SERVE:

Una zucchina
Una cipolla
Basilico
Brodo vegetale fatto in casa q.b.
Noce moscata
Un mazzetto di spinaci
Una carota
Un cucchiaio di spirulina
Lupini 80 grammi
Un cucchiaio di olio extra vergine di oliva

COME FARLA:

Lava gli spinaci e dopo aver lavato anche la zucchina e fatta a cubetti fai cuocere in un padellino con un filo di olio extravergine di oliva insieme alla carota e alla cipolla.

Passa le verdure nel mixer e versa il composto nel brodo vegetale insieme al ai lupini, alla spirulina e al basilico.
fai cuocere a fuoco lento per circa 15 minuti.

LA PILLOLA

La spirulina è un'alga ricchissima di ferro, potassio e vitamina A. Contiene antiossidanti che risultano molto utili per contrastare l'invecchiamento cerebrale. Utile per chi deve perdere peso in quanto riduce l'assorbimento dei grassi.

PEPITE BURROSE PER LA PELLE (merenda)
Per 2 persone

COSA TI SERVE:

Parmigiano ben stagionato 100 grammi
Ghee
Una carota
Paprika

COME FARLE:

Grattugia bene il parmigiano, pulisci e grattugia anche la carota.
Mescola con la paprica.
Riscalda bene un padellino antiaderente e versa un cucchino di ghee.
Amalgama bene il composto e versa a piccoli cucchiai nel padellino, appena si rapprendono togli le pepite e falle asciugare su carta assorbente

LA PILLOLA

Il betacarotene presente nelle carote, insieme ai carotenoidi e le antocianine proteggono le arterie dai danni ossidativi. Sono una buona fonte di biotina e vitamina C. Grazie al loro contenuto di betacarotene hanno un effetto fotoprottetivo sulla pelle e favoriscono l'abbronzatura.

MERLUZZO ARANCIONE (cena)

COSA TI SERVE:

Un filetto di merluzzo
Una cipolla
Un cucchiaino di ghee
Un bicchiere da cucina di latte di cocco
Mezzo cucchiaio da cucina di curcuma
Pepe nero
Un cucchiaino di zenzero grattugiato
Un mazzetto di spinaci freschi

COME FARLO:

Trita la cipolla con lo zenzero e dorali in una padella antiaderente con il ghee. Aggiungi il filetto di merluzzo e soffriggilo da ambo le parti. Sfuma con il latte di cocco. Aggiungi, quando il latte si è un pò rappreso, la curcuma, il pepe e gli spinacini. Cuoci a fuoco basso per circa 10 minuti.

LISTA DELLA SPESA DEL GIORNO 9

Verdure a piacere e di stagione per accompagnare il pranzo e la cena

Altre verdure:

Una zucchina

Due cipolle
Un mazzetto di spinaci
Due carote
Un mazzetto di spinaci freschi

FRUTTA

Un cestino di mirtilli

CEREALI E FARINE

Farina di avena 150 grammi

LEGUMI

Lupini 80 grammi

PESCE

Un filetto di merluzzo

FORMAGGI

Un vasetto di ricotta
Parmigiano stagionato 100 grammi

OLI VEGETALI E GRASSI

Olio extra vergine di oliva
Ghee

ERBE E SPEZIE

Basilico
Noce moscata
Un cucchiaio di spirulina
Paprika
Mezzo cucchiaio da cucina di curcuma
Pepe nero
Un cucchiaino di zenzero grattugiato

LATTI VEGETALI

Latte di mandorla
Latte di cocco

VARIE

Lievito bio
Il succo di un limone
Brodo vegetale fatto in casa

GIORNO 10

Colazione: colazione in giallo
Pranzo: risotto facile e veloce
Merenda: crema alla mela e riso per le difese immunitarie
Cena: nidi al forno
Il pranzo e la cena devono essere accompagnati da
abbondanti verdure di stagione a piacere
Lista della spesa del giorno 10

RICETTE:

COLAZIONE IN GIALLO (colazione)
Per 1 persona

COSA TI SERVE:

Due uova
Una carota
Un cucchiaio di ghee
Un cucchiaio di latte di avena

COME FARLA:

Sbatti bene le uova .
Pela e grattugia la carota e mescola alle uova.
In un padellino antiaderente metti il ghee e quando è ben
caldo versa le uova con la carota.
Fai cuocere mescolando con la forchetta.
Mangialo caldo.

LA PILLOLA

Le uova sono una ottima fonte proteica, hanno un elevato
contenuto di fosforo, ferro e selenio, vitamina A e D. Ideali a
colazione.

RISOTTO FACILE E VELOCE (pranzo)
Per 1 persona

COSA TI SERVE:

Riso integrale 80 grammi
Un ciuffetto di menta fresca
Uno scalogno
Mezzo mango
Coriandolo
Gamberetti 100 grammi
Cocco a scaglie 20 grammi
Brodo vegetale fatto in casa q.b.
Un cucchiaio di olio extra vergine di oliva

COME FARLO:

Tritura nel mixer la menta, lo scalogno le qualche fogliolina di coriandolo.
Trasferisci in una casseruola e fai tostare insieme al riso.
Aggiungi anche i gamberetti.
Quando gli ingredienti saranno tostati aggiungi brodo vegetale.
Verso fine cottura aggiungi il mango e il cocco frullati.

CREMA ALLA MELA E RISO PER LE DIFESE IMMUNITARIE
Per 1 persona (merenda)

COSA TI SERVE:

Una mela tipo Granny smith
Un limone
 Riso integrale 30 grammi
Un cucchiaio di ricotta

Latte di cocco q.b.
Burro di cocco q.b.
Scaglie di cocco

COME FARLA:

Sbuccia la mela, falla a cubetti e falla macerare nel succo di limone per dieci minuti.
Cuoci il riso nel latte di cocco, deve essere ben cotto.
Grattugia la mela, aggiungila al riso cotto e scalda in padella con un cucchino di ghee.
Trasferisci in un bicchierino di vetro il composto, cospargi di scaglie di cocco e mangia caldo.

LA PILLOLA

Il cocco supporta il sistema immunitario e aiuta l'assimilazione di calcio e magnesio. Contiene fibre vegetali e amminoacidi.

NIDI AL FORNO per 2 persone (cena)

COSA TI SERVE:

Due zucchine
Un porro
Un cucchiaio di ghee
Due uova
Un cucchiaio di parmigiano reggiano stagionato

COSA TI SERVE:

Tritare il porro e farlo dorare in un padellino antiaderente con un cucchiaino di ghee. Pulire le zucchine e tagliarle a spaghetti con l'apposita macchinetta o, in mancanza di essa, grattugiare con la grattugia dalla parte dei fori più grandi. Aggiungere le zucchine così tagliate ai porri e farle saltare in padella brevemente. Trasferire le verdure in due ciotole da forno di terracotta o pirofile e lasciar raffreddare. Una volta freddi scavare al centro uno spazio e inserire un uovo crudo per ciascun nido. Spolverare con parmigiano reggiano e far cuocere in forno a 180° per 15/20 minuti.

LISTA DELLA SPESA DEL GIORNO 10
Verdure a piacere e di stagione per accompagnare il pranzo e la cena

Altre verdure:

Uno scalogno
Un porro
Due zucchine
Una carota

FRUTTA

Mezzo mango
Una mela tipo Granny Smith
Un limone

CEREALI E FARINE

Riso integrale 110 grammi

PESCE

Gamberetti 100 grammi

UOVA

Quattro uova

FORMAGGI

Un cucchiaio di ricotta
Un cucchiaio di parmigiano stagionato

OLI VEGETALI E GRASSI

Burro di cocco
Ghee
Un cucchiaio di olio extra vergine di oliva

ERBE E SPEZIE

Un ciuffetto di menta fresca
Coriandolo

LATTI VEGETALI

Un cucchiaio di latte di avena
Latte di cocco

VARIE

Cocco a scaglie 20 grammi
Brodo vegetale fatto in casa q.b.
Scaglie di cocco

GIORNO 11

Colazione: frullato andino regolarizzatore
Pranzo: tortini di feta greca cardiotonici
Spuntino: cracker del contadino per pelle e capelli
Cena: coppettine per assimilare il calcio
Il pranzo e la cena devono essere accompagnati da
abbondanti verdure di stagione a piacere
Lista della spesa del giorno 11

RICETTE:

FRULLATO ANDINO REGOLARIZZATORE
Per 1 persona (colazione)

COSA TI SERVE:

Una tazza di latte di mandorle
Semi di lino 30 grammi
Bacche Inca 20 grammi
Estratto di vaniglia
Anacardi 15 grammi
Un cucchiaio di ghee

COME FARLO:

Metti in ammollo per circa un'ora i semi di lino.
Metti in ammollo anche le bacche Inca e gli anacardi.
Scalda il latte di mandorle.
Passa nel mixer gli anacardi, le bacche, l'estratto di vaniglia e i semi di lino.
Versa il composto nel latte caldo e aggiungi il ghee.
Bevi caldo.

LA PILLOLA

Le bacche Inca sono bacche gelificanti ed emollienti benefiche per regolarizzare le funzioni intestinali. Sono utili in caso di diarrea in quanto aumentano la consistenza delle feci e in presenza di stitichezza se assunte con molta acqua. Si possano consumare anche essiccate come spezza fame.

TORTINI DI FETA GRECA CARDIOTONICI (pranzo)

COSA TI SERVE:

Farina integrale di grani antichi 90 grammi
 Farina di riso 90 grammi
Un cucchiaio di semi di Chia
Un cucchiaino di rosmarino triturato
Un paio di cucchiai di olio di cocco
Un cipollotto bianco
Pomodori datterini
Formaggio tipo feta 200 grammi
Erba cipollina

COME FARLI:

Preriscalda il forno a 180°.
In un robot da cucina mescola le farine, i semi di Chia che hai precedentemente ammollato per 30 minuti con il rosmarino.
Aggiungi al composto per ultimo l'olio di cocco .
Fodera degli stampini da forno leggermente unti con il composto ottenuto, in modo da formare dei cestini e cuocili per 10/15 minuti.
In una ciotola mescola la feta fatta a pezzettini, i pomodori datterini e l'erba cipollina.
Appena sforni i cestini riempili con il preparato a base di feta.

LA PILLOLA

L'erba cipollina contiene vitamina C e del gruppo B, ha buone proprietà diuretiche e depurative. Possiede inoltre capacità cardiotoniche.

CRACKER DEL CONTANTINO PER PELLE E CAPELLI
(spuntino)

COSA TI SERVE:

Semi oleosi misti a piacere (noci, noci Pecan, mandorle ecc)
tre cucchiai
Farina di ceci 150 grammi
Farina di riso 100 grammi
Acqua naturale minerale q.b.
Un cucchiaio di erba di grano
Un cucchiaio di olio extravergine di oliva

COME FARLI:

Mettere in ammollo i semi per circa mezz'ora, scolarli bene e passarli nel mixer.
Mescolare tutti gli ingredienti fino a ottenere un composto non troppo morbido, aggiungere acqua a cucchiai se necessario.
Stendere i cracker su una placca da forno. Ricoprire con un altro foglio di carta da forno e schiacciare con le mani, togliere e ritagliare nella forma desiderata.
Cuocere per 15/20 minuti a 180°

LA PILLOLA

L'erba di grano contiene molta clorofilla che ha proprietà disintossicanti e aiuta a ripulire l'organismo dalle tossine accumulate, a depurare il fegato e regolarizzare il processo digestivo. È un vegetale antiage molto efficace su pelle e capelli.

COPPETTINE PER ASSIMILARE IL CALCIO
Per 1 persona (cena)

COSA TI SERVE:

Bresaola a fettine sottili 100 grammi
Un cucchiaio di olio extravergine di oliva
Un mazzetto di rucola
Un limone
Un cucchiaio di parmigiano bel stagionato grattugiato

COME FARLE:

Disponi le fettine di bresaola su un vassoio e falle marinare in una emulsione di limone e olio.
In una ciotola taglia a listarelle la rucola e mescola con il parmigiano tagliato a scaglie. Aggiungi un filo di olio .
Prendi una coppetta, tipo quelle da dessert.
Metti una fettina di bresaola sul fondo e altre sui lati, come a formare un fiore con i petali.
Aggiusta di sale e riempi la ciotola con il composto di rucola e parmigiano.

LA PILLOLA

La rucola è ricchissima di calcio, contiene inoltre fosforo, magnesio e vitamina C, la sinergia di questi elementi ne favorisce l'assorbimento, risulta quindi un vegetale perfetto da consumare durante la menopausa. Possiede inoltre proprietà carminative, favorisce quindi l'espulsione di gas intestinali e aiuta a eliminare i liquidi in eccesso.

LISTA DELLA SPESA DEL GIORNO 11
Verdure a piacere e di stagione per accompagnare il pranzo e la cena

Altre verdure:

Un cipollotto bianco
Pomodori datterini
Un mazzetto di rucola

FRUTTA

Un limone

CEREALI E FARINE

Farina integrale di grani antichi 90 grammi
 Farina di riso 90 grammi
Farina di ceci 150 grammi
Farina di riso 100 grammi

SEMI OLEOSI

Semi di lino 30 grammi
 Anacardi 15 grammi
Semi oleosi misti a piacere (noci, noci Pecan, mandorle ecc)
tre cucchiai

CARNE

Bresaola a fettine sottili 100 grammi

FORMAGGI

Formaggio tipo Feta greca 200 grammi
Un cucchiaio di parmigiano grattugiato

OLI VEGETALI E GRASSI

Ghee
Due cucchiai di olio di cocco
Olio extravergine di oliva

ERBE E SPEZIE

Erba cipollina
Un cucchiaio di erba di grano
Un cucchiaio di rosmarino triturato

LATTI VEGETALI

Una tazza di latte di mandorle

VARIE

Bacche Inca 20 grammi
Estratto di vaniglia
Un cucchiaio di semi di Chia

GIORNO 12

Colazione: fragoline con tè anti ansia
Pranzo: spaghetti di lino anti radicali liberi
Merenda: ice smoothie anti vampate
Cena: la zuppina
Il pranzo e la cena devono essere sempre accompagnati da
abbondanti verdure di stagione a piacere

RICETTE:

FRAGOLINE CON TÈ ANTI ANSIA
Per 3 persone (colazione)

COSA TI SERVE:

Mezzo litro di latte di cocco
Estratto di vaniglia
Un pizzico di cannella
Un cucchiaino di tè matcha in polvere
Sei cucchiai di semi di Chia
Un cestino di fragole di bosco
Un limone

COME FARLE:

Metti in ammollo i semi di Chia per circa 30 minuti
Frulla i semi di Chia con il latte e la cannella.
Mescola con il tè.
Prendi dei bicchierini e alterna il composto frullato con le fragole di bosco fatte macerare con la vaniglia e il limone.

LA PILLOLA

Il tè Matcha è il tè prediletto dai monaci buddisti per la sua capacità di rilassare la mente e favorire la concentrazione. Recenti ricerche hanno dimostrato che aumenta i livelli di aminoacidi GABA nel cervello abbassando quindi lo stato ansioso.

SPAGHETTI DI LINO ANTI RADICALI LIBERI
Per 1 persona (pranzo)

COSA TI SERVE:

Due zucchine
Noci di Macadamia 60 grammi
Olio di lino q.b.
Un finocchio

COME FARLI:

Pulisci e taglia le zucchine a forma di spaghetti con lo
spiralizzatore.
Cuoci il finocchio a vapore e passalo al mixer insieme alle
noci. Lasciati qualche noce da triturare per decorare il piatto.
Sbollenta gli spaghetti e passali in padella per renderli
croccanti con un cucchiaio di olio di lino.
Aggiungi il pesto di noci e finocchio, mescola tutto e servi
spolverando con granella di noci.

LA PILLOLA

Le noci di Macadamia sono una ottima fonte di calcio e di
vitamine A, B1 e B2. Aiutano a regolarizzare l'attività
intestinale e l'acido palmitoleico in esse contenuto
contribuisce a combattere i radicali liberi.

ICE SMOOTHIE ANTI VAMPATE
Per 1 persona (merenda)

COSA TI SERVE:

Una banana
Quattro cucchiai di lamponi
Cocco a scaglie un cucchiaio

Gocce di cioccolato fondente 1 cucchiaio
Un quarto di tazza di latte di cocco

COME FARLO:

Sbuccia e taglia a piccoli pezzi la banana, mettila nel
congelatore per 1 ora chiusa in sacchetti ermetici.
Trascorso questo tempo passa la banana nel mixer con il latte
e i lamponi.
Aggiungi il cocco a scaglie e le gocce di cioccolato.
Bevi subito.

LA PILLOLA

Sbuccia e taglia a piccoli pezzi la banana, mettila nel
congelatore per 1 ora chiusa in sacchetti ermetici.
Trascorso questo tempo passa la banana nel mixer con il latte
e i lamponi.
Aggiungi il cocco a scaglie e le gocce di cioccolato.
Bevi subito.

LA ZUPPINA
Per 1 persona (cena)

COSA TI SERVE:

Una zucchina
Una cipolla
Basilico
Brodo vegetale fatto in casa
Noce moscata

Un mazzetto di spinaci
Una carota
Un cucchiaio di spirulina
Farro bio 80 grammi
Un cucchiaio di olio extravergine di oliva

COME FARLA:

Fai bollire il farro dopo averlo ben lavato in acqua bollente
salata.
Lava gli spinaci e dopo aver lavato anche la zucchina e fatta
a cubetti fai cuocere in un padellino con un filo di olio
extravergine di oliva insieme alla carota e alla cipolla.

Passa le verdure nel mixer e versa il composto nel brodo
vegetale insieme al farro, alla spirulina e al basilico.
Fai cuocere a fuoco lento per circa 15 minuti.

LISTA DELLA SPESA DEL GIORNO 12
Verdure a piacere e di stagione per accompagnare il pranzo e
la cena

Altre verdure:

Tre zucchine
Un finocchio
Una cipolla
Un mazzetto di spinaci
Una carota

FRUTTA

Un cestino di fragole di bosco
Un limone
Una banana
Quattro cucchiai di lamponi
Cocco a scaglie un cucchiaio

CEREALI E FARINE

Farro biologico 80 grammi

SEMI OLEOSI

Noci di Macadamia 60 grammi

OLI VEGETALI E GRASSI

Olio di lino q.b.
Un cucchiaio di olio extra vergine di oliva

ERBE E SPEZIE

Un pizzico di cannella
Un cucchiaino di tè matcha in polvere
Basilico
Noce moscata
Un cucchiaio di spirulina

LATTI VEGETALI

Latte di cocco

VARIE

Estratto di vaniglia
Sei cucchiai di semi di Chia
Un cucchiaio di gocce di cioccolato fondente
Brodo vegetale fatto in casa

GIORNO 13

Colazione: rivitalizzante delle sette
Pranzo: rucola in chicchi
Merenda: rinfreschini freddi per il benessere della vista
Cena: stracciatella vegetale drenante
Il pranzo e la cena devono essere sempre accompagnati da
abbondanti verdure a piacere di stagione
Lista della spesa del giorno 13

RICETTE:

RIVITALIZZANTE DELLE SETTE
Per 1 persona (colazione)

COSA TI SERVE:

Un cucchiaino di ghee
Un cucchiaino raso di ginseng
Un quarto di tazza di latte di riso
Una arancia spremuta
Una manciata di fragole di bosco

COME FARLO:

Spremere l'arancia avendo cura di arrivare bene alla parte bianca interna alla buccia, ovvero la parte che contiene flavonoidi.
Frullare nel frullatore tutti gli ingredienti e bere subito.

LA PILLOLA

Il Ginseng è una pianta adattogena in grado di rafforzare il sistema immunitario. Studi recenti confermano le sua caratteristica di pianta ipoglicemizzante, si rivela utile quindi per tenere sotto controllo i valori della glicemia. Il suo uso è controindicato nel caso si soffra di ipertensione.

RUCOLA IN CHICCHI
Per 1 persona (pranzo)

COSA TI SERVE:

Lenticchie rosse 80 grammi
Un mazzetto di rucola
Un cucchiaio di mandorle pelate
Olio extra vergine di oliva
Una cipolla di Tropea
 Vongole sgusciate 100 grammi
Peperoncino
Prezzemolo

COME FARLA:

Fai lessare le lenticchie in acqua bollente salata dopo averle tenute in ammollo per otto ore con limone e aceto di mele non pastorizzato.
In un robot da cucina trita molto finemente la rucola con le mandorle, l'olio e la cipolla.
Cuoci le vongole e insaporiscile in un cucchiaino di olio extarvergine di oliva, prezzemolo e peperoncino se piace
Condisci le lenticchie con questo pesto.

LA PILLOLA

La rucola è una pianta carminativa, utile quindi per espellere i gas in eccesso e diuretica. ha un buon contenuto di fibre utili per il buon funzionamento dell'intestino ma, la sua prerogativa più importante è quella di essere estremamente ricca di calcio che associato a potassio fosforo, zinco e magnesio e alla grande quantità di ferro e vitamina C che ne favorisce l'assorbimento ne fanno un vegetale perfetto per il periodo della menopausa. Controindicata per chi ha problemi alla tiroide.

RINFRESCHINI FREDDI PER IL BENESSERE DELLA VISTA
Per 1 persona (merenda)

COSA TI SERVE:

Mezzo avocado
Mezza banana
Un cucchiaino di sciroppo di Yacon
Latte di avena q.b.

COME FARLI:

Frulla la banana e l'avocado insieme allo sciroppo.
Prendi delle formine per fare ghiaccioli, mescola il composto
al latte di avena, aggiungi cucchiaini di latte fino a
raggiungere una consistenza abbastanza densa e riempi gli
stampini.
Metti le formine nel congelatore, i ghiaccioli saranno pronti da
gustare dopo circa tre ore, si conservano per diversi giorni.

STRACCIATELLA VEGETALE DRENANTE
Per 2 persone (cena)

COSA TI SERVE:

Un cesto di lattuga
Un vasetto di yogurt greco
Un cucchiaino di radice di zenzero grattugiata
Qualche fogliolina di menta fresca
Due finocchi
Brodo vegetale fatto in casa
Due uova

COME FARLA:

Pulisci e cuoci i finocchi a vapore.
Lava la lattuga.
Metti i finocchi e la lattuga nel mixer e riduci a purea.
Versa la purea in una tazza di brodo vegetale, porta a
ebollizione poi abbassa al minimo la fiamma.
Aggiungi le foglione di menta e lo yogurt a fine cottura.

Sbatti velocemente le uova e aggiungile al brodo, girando con la frusta.

LA PILLOLA

Il finocchio è uno dei vegetali più preziosi per contrastare i disturbi della menopausa. Questo ortaggio contiene oli essenziali e ha proprietà fitoestrogeniche. Ricchissimo di acqua è fortemente diuretico, contrasta quindi i gonfiori e la ritenzione idrica.

LISTA DELLA SPESA DEL GIORNO 13
Verdure a piacere e di stagione per accompagnare il pranzo e la cena

Altre verdure:

Un mazzetto di rucola
Una cipolla di Tropea
Prezzemolo
Un cesto di lattuga
Due finocchi

FRUTTA

Una arancia spremuta
Una manciata di fragole di bosco
Mezzo avocado
Mezza banana

LEGUMI

Lenticchie rosse 80 grammi

UOVA

Due uova

PESCE

Vongole sgusciate 100 grammi

FORMAGGI

Un vasetto di yogurt

SEMI OLEOSI

Un cucchiaio di mandorle pelate

OLI VEGETALI E GRASSI

Un cucchiaino di ghee
Olio extra vergine di oliva

ERBE E SPEZIE

Un cucchiaino raso di ginseng
Peperoncino
Un cucchiaino di radice di zenzero grattugiata
Qualche fogliolina di menta fresca

LATTI VEGETALI

Un quarto di tazza di riso
Latte di avena

VARIE
Sciroppo di bacon
Brodo vegetale fatto in casa

GIORNO 14

Colazione: smoothie anti stanchezza
Pranzo: cous cous arancione
Merenda: budino alla pesca
Cena: baby
Il pranzo e la cena devono essere sempre accompagnati da
abbondanti verdure a piacere di stagione
Lista della spesa del giorno 14

RICETTE:

SMOOTHIE ANTI STANCHEZZA
Per 1 persona (colazione)

COSA TI SERVE:

Tè verde 200ml
Un cucchiaio di Rhodiola rosea
Un cucchiaio di gelsi neri
Un cucchiaio di ghee
Estratto di vaniglia bio

COME FARLO:

Metti in ammollo i gelsi per 15 minuti.
Passa nel mixer i gelsi ben sgocciolati con l'estratto di vaniglia bio.
Versa il composto nel tè verde caldo, aggiungi un cucchiaino di ghee e bevi subito.

LA PILLOLA

La Rhodiola rosea favorisce il benessere sia fisico che mentale, utile in caso di sbalzi di umore e di stanchezza. Recenti studi hanno evidenziato che la sua assunzione è indicata nei casi di astenia, insonnia e irritabilità.

COUS COUS ARANCIONE
Per 1 persona (pranzo)

COSA TI SERVE:

Cous cous integrale 80 grammi
Una zucchina
Uno scalogno
Un cucchiaio di curcuma
Una manciata di olive nere denocciolate

COME FARLO:

Cuoci il cous cous secondo le istruzioni della confezione.
Lava e fai la zucchina a pezzi molto piccoli, cuocila in un

pentolino antiaderente con un filo di olio e lo scalogno triturato.
Trita le olive.
Dividi il cous cous in tre parti.
Mescola una parte con le olive tritate.
Una parte con la curcuma.
Una parte con la zucchina.
Con l'aiuto di un coppapasta alterna i tre strati.
Decora con un oliva lasciata intera.

BUDINO ALLA PESCA
Per 1 persona (merenda)

COSA TI SERVE:

Una tazza di latte di mandorle
Semi di Chia 60 grammi
Noci Pecan 20 grammi
Una pesca matura
Un pizzico di cannella

COME FARLO:

Metti i semi di Chia nel latte di mandorle e lascia coperto in frigorifero per una notte.
Sbuccia la pesca, togli il nocciolo e frullala con la cannella e le noci.
In dei bicchierini componi il budino alternando strati di frutta a strati di latte e semi di Chia.
È buonissimo anche preparato il giorno prima.

BABY
Per 3 persone (cena)

COSA TI SERVE:

Un litro di brodo vegetale
Tre cucchiai di nocciole pelate
Fagiolini baby 300 grammi
Un cucchiaio di zenzero tritato
Un cucchiaio di ricotta
Un cucchiaio di parmigiano stagionato

COME FARLO:

Fai cuocere i fagiolini a vapore.
Una volta cotti passali nel mixer e versali nel brodo vegetale.
Tosta leggermente le nocciole in un padellino, tritale in modo
molto grossolano e versale nel brodo.
Fai addensare la vellutata.
A fine cottura aggiungi la ricotta e il parmigiano.

LISTA DELLA SPESA DEL GIORNO 14
Verdure a piacere e di stagione per accompagnare il pranzo e
la cena

Altre verdure:

Una zucchina
Uno scalogno
Fagiolini baby 300 grammi

FRUTTA

Una pesca matura

CEREALI E FARINE

Cous cous integrale 80 grammi

FORMAGGI

Un cucchiaio di ricotta
Un cucchiaio di parmigiano stagionato

SEMI OLEOSI

Tre cucchiai di nocciole pelate
Semi di Chia 60 grammi
Noci Pecan 20 grammi

OLI VEGETALI E GRASSI

Ghee

ERBE E SPEZIE

Un cucchiaio di zenzero tritato
Tè verde 200ml
Un cucchiaio di rhodiola rosea
Un cucchiaio di curcuma
Un pizzico di cannella

LATTI VEGETALI

Una tazza di latte di mandorle

VARIE

Estratto di vaniglia biologico
Una manciata di olive nere denocciolate
Un litro di brodo vegetale

GIORNO 15

Colazione: colazione al cacao
Pranzo: orzato rinfrescante
Merenda: chips arancioni sfiziosissime
Cena: zuppa nutriente e leggera
Il pranzo e la cena devono essere sempre accompagnati da
abbondanti verdure fresche di stagione a piacere
Lista della spesa del giorno 15

RICETTE:

COLAZIONE AL CACAO
Per 1 persona (colazione)

COSA TI SERVE:

Una tazza di latte di mandorla
Due cucchiaini di cacao crudo
Un cucchiaino di Maca
Estratto di vaniglia bio

Un cucchiaino di ghee
Una manciata di lamponi

COME FARLA:

Scalda il latte di mandorla e aggiungi il ghee mescolando.
Frulla il resto degli ingredienti e aggiungili al latte e al ghee.
Bevi caldo.

ORZOTTO RINFRESCANTE
Per 1 persona (pranzo)

COSA TI SERVE:

Orzo 80 grammi
Una manciata di fagiolini baby
Una manciata di pomodorini secchi
Cinque olive nere denocciolate
Un cucchiaio di olio extravergine di oliva
Un cucchiaio di scaglie di parmigiano ben stagionato
Un petto di pollo

COME FARLO:

Cuoci l'orzo in acqua bollente e poi scolalo molto bene.
Fai bollire il pollo in acqua aromatizzata con rosmarino e
limone e taglialo in piccoli pezzettini.
Cuoci i fagiolini a vapore e falli a piccoli pezzi di un
centimetro.
Metti a bagno i pomodorini secchi per farli rinvenire, poi
scolali.

Condisci l'insalata di orzo con i fagiolini, le olive, i pomodorini, i pezzettini di pollo e il parmigiano.

CHIPS ARANCIONI SFIZIOSISSIME
Per 2 persone (merenda)

COSA TI SERVE:

Zucca pulita 300 grammi
Due cucchiai di olio extra vergine di oliva
Erba cipollina

COME FARLE:

Taglia a fettine sottilissime la zucca.
Trita finemente l'erba cipollina e mescola con olio.
Disponi le fettine di zucca sulla placca da forno foderata con carta da forno e con un pennello da cucina passa ogni fettina con l'emulsione di olio e erba cipollina.
Fai cuocere a forno a 180° finché non saranno croccanti ma non bruciate.

ZUPPA NUTRIENTE E LEGGERA
Per 1 persona (cena)

COSA TI SERVE:

Due zucchine
Due cucchiai di semi di zucca
Due pomodorini secchi
Uno spicchio di aglio

Un cucchiaino di capperi
Un cucchiaio di olio extravergine di oliva
Due tazze di brodo vegetale fatto in casa
 Fagioli cannellini precedentemente lessati 70 grammi

COME FARLA:

Lava taglia e sminuzza le zucchine.
Fai un trito con i capperi, l'aglio e i i pomodorini secchi e fai
rosolare in un padellino con un filo di olio extravergine di
oliva.
Passa nel mixer le zucchine e i semi di zucca.
Metti il composto in una pentola e aggiungi il brodo, i fagioli e
il trito di pomodorini e capperi.
Porta a ebollizione e fai poi cuocere altri 10 minuti a fuoco
molto basso.
Servi calda.

LISTA DELLA SPESA DEL GIORNO 15
Verdure a piacere e di stagione per accompagnare il pranzo e
la cena

Altre verdure:

Una manciata di fagiolini baby
Una manciata di pomodorini secchi
 Zucca pulita 300 grammi
Due pomodorini secchi
Uno spicchio di aglio
Due zucchine

FRUTTA

Una manciata di lamponi

CEREALI E FARINE

Orzo 80 grammi

LEGUMI

Fagioli cannellini precedentemente lessati 70 grammi

CARNE

Un petto di pollo

FORMAGGI

Un cucchiaio di scaglie di parmigiano ben stagionato

SEMI OLEOSI

Due cucchiai di semi di zucca

OLI VEGETALI E GRASSI

Un cucchiaio di ghee
Un cucchiaio di olio extra vergine di oliva

ERBE E SPEZIE

Un cucchiaino di Maca
Erba cipollina

LATTI VEGETALI

Una tazza di latte di mandorle

VARIE

Due cucchiaini di cacao crudo
Cinque olive nere denocciolate
Un cucchiaino di capperi
Due tazze di brodo vegetale fatto in casa

GIORNO 16

Colazione: bac jelly
Pranzo: pistacchi in nero
Merenda: cracker ai semi di zucca
Cena: trancio anti osteoporosi
Il pranzo e la cena devono sempre essere accompagnati da
abbondanti verdure fresche di stagione a piacere
Lista della spesa del giorno 16

RICETTE:

BAC JELLY (colazione)

COSA TI SERVE:

Mezza tazza di datteri

Amaranto 70 grammi
Mezza tazza di scaglie di cocco
More di gelso 40 grammi
Un quarto di tazza di anacardi
Quattro quadratini piccoli di cioccolato fondente 75%

COME FARLE:

Metti in ammollo gli anacardi e le more di gelso per circa 30 minuti.
Passato questo tempo lava sotto acqua corrente gli anacardi e le more e sgocciola bene.
Passa tutti gli ingredienti nel robot da cucina, fino a ottenere un impasto abbastanza denso.
Rivesti una placca da forno con carta antiaderente e stendi l'impasto.
Taglia con un coltello le barrette e cuoci per circa 30 minuti a 180°.

PISTACCHI IN NERO
Per 1 persona (pranzo)

COSA TI SERVE:

Riso Venere 80 grammi
Un cucchiaio di parmigiano ben stagionato
Feta 40 grammi
Un cucchiaio di pistacchi

COME FARLO:

Metti in ammollo per 30 minuti i pistacchi, lavali sotto l'acqua
corrente e sbriciolali in modo grossolano.
Cuoci il riso in poca acqua bollente , quando lo scoli conserva
l'acqua di cottura.
Salta i pistacchi in una padella antiaderente, aggiungi l'acqua
di cottura del riso sufficiente per sciogliere la feta.
Aggiungi il riso e mescola tutto con il parmigiano.

CRACKER AI SEMI DI ZUCCA (merenda)

COSA TI SERVE:

Semi di zucca 200 grammi
Mezza tazza di semi di sesamo nero
Uno spicchio di aglio
Qualche foglia di basilico fresco
Due cucchiai di ghee
Due cucchiai di semi di lino

COME FARLI:

Metti a bagno i semi di zucca e i semi di sesamo per 1 notte.
In un altro recipiente metti a bagno i semi di lino, sempre per
tutta la notte.
Prepara un trito con il basilico e l'aglio.
Scola bene e lava i semi di sesamo e zucca e uniscili agli altri
ingredienti.
Mescola bene l'impasto e poi stendilo su una placca da
forno.
Taglia con un coltello la forma rettangolare.
Cuoci a forno caldo a 180° per 15/20 minuti

TRANCIO VERDE ANTI OSTEOPOROSI
Per 1 persona (cena)

COSA TI SERVE:

Un piccolo trancio di tonno
 Broccoli 80 grammi
Due zucchine
Un cucchiaio di nocciole pelate e tostate
Due cucchiai di olio evo
Un limone
Chicchi di pepe rosa
Erba cipollina

COME FARLO:

Lava e taglia gli zucchini a forma di spaghetti, sbollentali in
abbondante acqua salata.
Cuoci a vapore il tonno e mettilo in una scodella a marinare
con il succo del limone e i chicchi di pepe rosa.
Cuoci i broccoli a vapore e passali nel mixer con il sale, le
nocciole e un filo di olio extravergine di oliva.
Metti gli spaghetti in una padella, ripassali in un goccio di olio
e condisci con il pesto di broccoli e il tonno marinato fatto a
pezzetti.
Servi caldo.

LISTA DELLA SPESA DEL GIORNO 16
Verdure a piacere e di stagione per accompagnare il pranzo e
la cena

Altre verdure:

Uno spicchio di aglio
Broccoli 80 grammi
Due zucchine

FRUTTA

Un limone
Mezza tazza di scaglie di cocco
Mezza tazza di datteri
More di gelso 40 grammi

CEREALI E FARINE

Riso Venere 80 grammi
Amaranto 70 grammi

FORMAGGI

Formaggio tipo Feta greca 40 grammi
Un cucchiaio di parmigiano stagionato

SEMI OLEOSI

Semi di zucca 200 grammi
Mezza tazza di semi di sesamo nero
Un cucchiaio di pistacchi
Un cucchiaio di nocciole pelate e tostate
Due cucchiai di semi di lino

Un quarto di tazza di anacardi

OLI VEGETALI E GRASSI

Due cucchiai di olio extra vergine di oliva
Due cucchiai di ghee

ERBE E SPEZIE

Erba cipollina
Chicchi di pepe rosa
Qualche foglia di basilico fresco

VARIE

Quattro quadratini piccoli di cioccolato fondente 75%

GIORNO 17

Colazione: crêpes golose
Pranzo: crostoni
Merenda: redyogo
Cena: granny salmone
Il pranzo e la cena devono sempre essere accompagnate da
abbondanti verdure fresche di stagione
Lista della spesa del giorno 17

RICETTE:

CRÊPES GOLOSE
Per 6 persone (colazione)

COSA TI SERVE:

Mezzo chilo di farina di grano saraceno
Un litro più 1/4 di acqua
Mezzo litro di latte intero
Sciroppo di yacon a piacere
Frutta a piacere
Ghee quanto basta per la frittura

COME FARLE:

Mescolare l'acqua con il latte e incorporarli alla farina piano
piano fino ad ottenere un impasto semi liquido,
Scaldare un padellino antiaderente, aggiungere un pò di ghee
e quando è caldo friggere le crêpes.
Farcire con frutta fresca e sciroppo di Yacon.

CROSTONI
Per 4 persone (pranzo)

COSA TI SERVE:

Grano saraceno in chicchi 200 grammi
Un mazzo di asparagi verdi
Quattro fette di pane di segale
Un mazzetto di prezzemolo
Un cucchiaino di curcuma
Un cucchiaio di ghee
Un pizzico di pepe nero
Parmigiano reggiano stagionato

COME FARLI:

Lavare bene il grano e farlo cuocere in acqua bollente per circa 8 minuti, scolarlo e lasciarlo riposare.
Tritare il prezzemolo e aggiungerlo al grano. Mescolare la curcuma con il ghee e il pepe nero e aggiungere al grano, mescolando.
Pulire e grigliate gli asparagi su una griglia o piastra calda e tagliarli a pezzettini. Tostare il pane e tagliarlo a pezzi molto piccoli.
Versare il grano nei piatti da portata e cospargere con gli asparagi e il pane, spolverare con parmigiano reggiano stagionato.

REDYOGO
Per 3 persone (spuntino)

COSA TI SERVE:

Fragole di bosco 300 grammi
 Yogurt greco 300 grammi
Estratto di vaniglia bio
Un cucchiaino di scaglie di cioccolato fondente

COME FARLO:

Passa nel mixer le fragole.
Mescola bene lo yogurt con le scagliette di cioccolato e la vaniglia.

Usando delle formine per fare ghiaccioli crea tre strati alternandoli, il primo di yogurt, in mezzo le fragole, poi nuovamente lo yogurt.
Fai congelare.

GRANNY SALMONE (cena)

COSA TI SERVE:

Una mela tipo Granny Smith
Un trancio di salmone
Un sedano
Un finocchio
Un cucchiaio di bacche di goji
Un cucchiaio di semi di zucca
un cucchiaio di olio extra vergine di oliva
un limone

COME FARLO:

In un padellino tosta i semi di zucca.
Cuoci il salmone in un padellino antiaderente con un filo di olio extravergine di oliva
Metti le bacche in ammollo in acqua per 20 minuti.
Taglia la mela a fettine sottili e mettila in un piatto irrorando con succo di limone.
Lava e pulisci il sedano e il finocchio e tagliali a pezzettini.
Disponi le fettine di mela scolate in un vassoio, copri con il sedano e il finocchio a pezzetti e completa con i semi, le bacche scolate e il trancio di salmone.
Condisci con olio extra vergine di oliva.

LISTA DELLA SPESA DEL GIORNO 17
Verdure a piacere e di stagione per accompagnare il pranzo e la cena

Altre verdure:

Un mazzetto di prezzemolo
Un mazzo di asparagi verdi
Un sedano
Un finocchio

FRUTTA

un limone
Una mela tipo Granny Smith
Frutta a piacere
Fragole di bosco 300 grammi

CEREALI E FARINE

Quattro fette di pane di segale
Grano saraceno in chicchi 200 grammi
Mezzo chilo di farina di grano saraceno

FORMAGGI

Yogurt greco 300 grammi
Parmigiano reggiano stagionato

PESCE

Un trancio di salmone

SEMI OLEOSI

Un cucchiaio di semi di zucca

OLI VEGETALI E GRASSI

Un cucchiaio di olio extra vergine di oliva
Un cucchiaio di ghee
Ghee quanto basta per la frittura

ERBE E SPEZIE

Un pizzico di pepe nero
Un cucchiaino di curcuma

VARIE

Sciroppo di yacon a piacere
Estratto di vaniglia bio
Un cucchiaino di scaglie di cioccolato fondente
Un cucchiaio di bacche di goji

GIORNO 18

Colazione: fresh start
Pranzo: crumble di mare
Merenda: barrette go-on
Cena: pancake salati

Il pranzo e la cena devono sempre essere accompagnati da abbondanti verdure di stagione a piacere
Lista della spesa del giorno 18

RICETTE:

FRESH START
Per 2 persone (colazione)

COSA TI SERVE:

150 grammi di farina di castagne
Una tazza di latte di avena
2 uova
2 pere
Scaglie di cioccolato fondente
Il succo di una arancia
Un pizzico di cannella
Ghee

COME FARLA:

In una casseruola miscela bene con una frusta la farina di castagne con il latte e le uova sbattute. Lava e taglia la pera a piccoli pezzetti e falla macerare nel succo di arancia e la cannella per 10 minuti. In un padellino antiaderente scalda il ghee e prepara le crêpes versando un mestolo alla volta di pastella e girandole con una spatola quando la parte superiore risulta asciutta. Riempile con la pera sgocciolata e le scaglie di cacao.

CRUMBLE DI MARE
Per 3 persone (pranzo)

COSA TI SERVE:

Cozze sgusciate pulite e cotte a vapore 400 grammi
Pomodorini datterini 700 grammi
Fiocchi di avena 140 grammi
Sette cucchiai di granella di nocciole
Un mazzetto di prezzemolo
Olio extra vergine di oliva
Un cucchiaino di ghee

COME FARLO:

Scaldare il forno a 180°. Lavare i pomodorini datterini e
tagliarli a metà e disporli in una teglia da forno leggermente
unti con olio extra vergine di oliva.
In una ciotola mescolare i fiocchi di avena con la granella di
nocciole, il ghee e il prezzemolo. Mescolare bene con le mani
formando grosse briciole.
Versare il crumble sui pomodorini e cuocere in forno per 35
minuti. Togliere dal forno e aggiungere le cozze, infornare di
nuovo per altri 8 minuti.

BARRETTE GO-ON (merenda)

COSA TI SERVE:

Una tazza e 1/2 di farina di avena
Mezza tazza di anacardi frullati

Un cucchiaino di noci Pecan
Due cucchiai di baobab in polvere
Un cucchiaio di guaranà in polvere
Due datteri
Tre cucchiai di sciroppo di Yacon
Un pizzico di cannella

COME FARLE:

Metti in ammollo gli anacardi e le noci per 1 ora
Metti in ammollo i datteri e falli reidratare.
Passa nel mixer gli anacardi con i datteri.
Amalgama insieme tutti gli ingredienti e stendi l'impasto, deve essere alto circa un centimetro.
Taglia l'impasto in formine rettangolari quando lo hai già trasferito sulla polacca da forno ricoperta da carta antiaderente.
Cuoci a forno caldo a 180° per circa 15/20 minuti.

PANCAKE SALATI
Per 1 persona (cena)

COSA TI SERVE:

Una zucchina
Un porro
Due uova biologiche
Un cucchiaio di ghee

COME FARLI:

Tritare il porro e farlo dorare in padella con un cucchiaino di ghee, grattugiare la zucchina e aggiungerla al soffritto.Sbattere le uova e incorporare le verdure.
Scaldare un padellino e con il restante ghee friggere l'impasto formando i pancake.

LISTA DELLA SPESA DEL GIORNO 18
Verdure a piacere e di stagione per accompagnare il pranzo e la cena

Altre verdure:

Un mazzetto di prezzemolo
Pomodorini datterini 700 grammi
Una zucchina
Un porro

FRUTTA

Due datteri
Il succo di una arancia
2 pere

CEREALI E FARINE

Una tazza e 1/2 di farina di avena
Fiocchi di avena 140 grammi
150 grammi di farina di castagne

LATTI VEGETALI

Una tazza di latte di avena

UOVA

Quattro uova

PESCE

Cozze sgusciate pulite e cotte a vapore 400 grammi

OLI VEGETALI E GRASSI

Olio extra vergine di oliva
Ghee

SEMI OLEOSI

Mezza tazza di anacardi frullati
Sette cucchiai di granella di nocciole
Un cucchiaino di noci Pecan

ERBE E SPEZIE

Un pizzico di cannella

VARIE

Scaglie di cioccolato fondente
Due cucchiai di baobab in polvere
Un cucchiaio di guaranà in polvere
Tre cucchiai di sciroppo di Yacon

GIORNO 19

Colazione: la golosa
Pranzo:
Quark in nero
Merenda: mint mind
Cena: trancio anti vampate
Il pranzo e la cena devono essere sempre accompagnati da
abbondanti verdure di stagione a piacere
Lista della spesa del giorno 19

RICETTE:

LA GOLOSA
Per 1 persona (colazione)

COSA TI SERVE:

Mezza banana
Mezza tazza di mirtilli
Un cucchiaino di cocco a scaglie
Due cucchiai di formaggio Quark
Granella di nocciole
Un cucchiaino di bacche di Acai

COME FARLA:

Frulla i mirtilli e mescolali con il Quark .
Taglia la banana a rondelle.

Riempi la base di una ciotola con il Quark, ricopri con le rondelle di banana e le bacche, decora con il cocco a scaglie.

QUARK IN NERO
Per 4 persone (pranzo)

COSA TI SERVE:

 Riso Venere 320 grammi
Quattro carote
Due cipollotti bianchi
Un cucchiaio di parmigiano reggiano stagionato
Una confezione di formaggio Quark meno quello usato per la colazione
Un litro di brodo vegetale
Un bicchiere di vino bianco

COME FARLO:

Pulire e tagliare le carote a piccoli pezzettini. Triturare i cipollotti e metterli a soffriggere in una padella capiente con il ghee. Aggiungere le carote e farle dorare, aggiungere anche il riso e farlo tostare. Una volta tostato aggiungere un mestolo alla volta il brodo vegetale caldo e cuocere il risotto. Una volta cotto spegnere il fuoco e aggiungere il Quark, mescolare e lasciare mantecare. Servire con una spolverata di parmigiano stagionato.

MINT MIND
Per 1 persona (merenda)

COSA TI SERVE:

Un vasetto di yogurt greco
Un cucchiaino di spirulina in polvere
Una goccia di olio essenziale di menta per uso alimentare
Un cucchiaino di scaglie di cioccolato fondente.
Frutta fresca

COME FARLO:

Mescola tutti gli ingredienti e mettili nel congelatore avendo
cura di girare con un cucchiaio ogni 30 minuti, in alternativa
usa una gelatiera.

TRANCIO ANTI VAMPATE (cena)

COSA TI SERVE:

Salmone (trancio) 120 grammi
Mezzo avocado
Un cucchiaino di zenzero fresco grattugiato
Un cucchiaino di erba cipollina
Il succo di mezzo limone
Un cucchiaino di coriandolo fresco

COME FARLO:

Mescola bene l'erba cipollina triturata molto finemente, lo
zenzero fresco sminuzzato al succo di limone.
Metti il trancio di salmone adagiato sopra un foglio di carta da
forno e irroralo con questa salsa, chiudi formando un

pacchettino.

Lascialo riposare per circa 10 minuti, nel frattempo taglia a cubetti piccoli l'avocado e condiscilo con il restante succo di limone e il coriandolo fresco.

Fai cuocere il salmone, lo puoi semplicemente passare per 10/15 minuti nel forno avendo cura di praticare dei piccoli fori nel pacchettino di carta oppure, se preferisci, a vapore.

Una volta cotto, togli il trancio dal pacchetto e servi subito insieme all'insalata di avocado.

Accompagna il piatto con abbondanti verdure a piacere

VERSIONE VEGETARIANA:

Puoi sostituire il trancio di salmone con delle polpettine alle arachidi, fai così:

grattugia una zucchina, unisci un paio di cucchiai abbondanti di ceci lessati e una manciata di arachidi.

Passa tutto al mixer e forma delle palline.

Impana le polpettine con farina di riso e di mais in pari quantità e cuoci in forno caldo a 180° per 20 minuti.

Una volta cotte copri le polpette con i cubetti di avocado.

LA PILLOLA

L'avocado è un aiuto contro le vampate di calore in menopausa perché contiene fitoestrogeni, ovvero sostanze in grado di compensare la diminuzione degli estrogeni che avviene naturalmente in questo periodo.

È inoltre un grasso sano, andrebbe mangiato regolarmente.

LISTA DELLA SPESA DEL GIORNO 19
Verdure a piacere e di stagione per accompagnare il pranzo e
la cena

Altre verdure:

Quattro carote
Due cipollotti bianchi

FRUTTA

Mezza banana
Il succo di mezzo limone
Mezzo avocado
Frutta fresca a piacere
Mezza tazza di mirtilli
Un cucchiaino di cocco a scaglie

FARINE E CEREALI

Riso Venere 320 grammi

FORMAGGI

Un cucchiaio di parmigiano reggiano stagionato
Una confezione di formaggio Quark meno quello usato per la
colazione
Un vasetto di yogurt greco
Due cucchiai di formaggio Quark

PESCE

Un trancio di salmone da 120 grammi

SEMI OLEOSI

Granella di nocciole

ERBE E SPEZIE

Un cucchiaino di spirulina in polvere
Un cucchiaino di zenzero fresco grattugiato
Un cucchiaino di erba cipollina
Un cucchiaino di coriandolo fresco

VARIE

Un cucchiaino di bacche di Acai
Una goccia di olio essenziale di menta per uso alimentare
Un cucchiaino di scaglie di cioccolato fondente.
Un litro di brodo vegetale
Un bicchiere di vino bianco

GIORNO 20

Colazione: porridge viola antinfiammatorio
Pranzo: il riso della tradizione
Merenda: officinal break
Cena: super zuppa
Il pranzo e la cena devono essere sempre accompagnati da
abbondanti verdure a piacere
Lista della spesa del giorno 20

RICETTE:

PORRIDGE VIOLA ANTINFIAMMATORIO
Per 1 persona (colazione)

COSA TI SERVE:

fiocchi di avena 80 grammi
Mezza tazza di latte di mandorla
Un cucchiaio di bacche di aronia
Un cucchiaino di sciroppo di Yacon

COME FARLO:

Fai cuocere i fiocchi di avena nel latte di mandorla finché non
risulta un composto morbido e abbastanza denso, a fuoco
molto basso, occorrono circa 10 minuti.
Aggiungi lo sciroppo di Yacon e le bacche di Aronia che avrai
ammollato per 10 minuti.
Mangia caldo.

IL RISO DELLA TRADIZIONE
Per 1 persona (pranzo)

COSA TI SERVE:

Riso integrale 80 grammi
Un grappolo di pomodorini datterini
Erbe aromatiche a piacere e a volontà
Una cipolla di Tropea

Un cucchiaio di Parmigiano ben stagionato
Brodo vegetale fatto in casa q.b.
Olio extra vergine di oliva q.b.
 Piselli freschi 50 grammi

COME FARLO:

Fai rosolare la cipolla di Tropea tritata in una casseruola con
un filo di olio extravergine di oliva. Una volta dorata aggiungi i
piselli.
Appena prende colore aggiungi il riso integrale e fallo tostare
bene.
In una ciotola fai marinare i pomodorini datterini spaccati a
metà con le erbe aromatiche e un filo di olio.
Aggiungili al riso e mescola bene.
Dopo tre minuti copri con brodo vegetale e porta a cottura.
Spolvera con parmigiano ben stagionato e servi subito.

OFFICINAL BREAK
Per 1 persona (merenda)

COSA TI SERVE:

Sei foglie di Tarassaco
Una carota
Un cucchiaino di zenzero
Un limone
Una arancia

COME FARLO:

Centrifuga il limone, la carota e l'arancia.
Aggiungi un dito di acqua minerale naturale scalda la
bevanda in un pentolino.
Quando è calda aggiungi lo zenzero grattugiato e le foglioline
di Tarassaco, lascia freddare in infusione.
Filtra la bevanda e dolcifica con un pochino di Yacon se ti
piace più dolce.

SUPER ZUPPA (cena)

COSA TI SERVE:

Un filetto di petto di pollo
Una cipolla bianca
Un quarto di cavolo verza
Una carota
Brodo vegetale fatto in casa q.b.
Un limone
Un cucchiaino di radice di zenzero grattugiata
Due cucchiai di olio extravergine di oliva
N.B. Per la versione vegetariana puoi sostituire il pollo con del
Tofu

COME FARLA:

Taglia il pollo (o in alternativa il Tofu) a dadini piccoli e mettilo
a marinare in una scodella con l'olio, il sale, la curcuma e lo
zenzero ben emulsionati.
In una casseruola metti un filo di olio e fai rosolare la cipolla e
il cavolo verza triturati.

Quando avranno preso colore aggiungi il brodo vegetale e una volta raggiunta l'ebollizione abbassa la fiamma e fai cuocere a fuoco molto basso per circa 25 minuti.
Aggiungi trascorso questo tempo il pollo e la carota tagliata a listarelle sottili.
 Fai cuocere altri 5 minuti.

LISTA DELLA SPESA DEL GIORNO 20
Verdure a piacere e di stagione per accompagnare il pranzo e la cena

Altre verdure:

Un grappolo di pomodorini datterini
Una cipolla di Tropea
Due carote
Una cipolla bianca
Un quarto di cavolo verza

FRUTTA

Due limoni
Una arancia

FARINE E CEREALI

Fiocchi di avena 80 grammi
Riso integrale 80 grammi

LEGUMI

Piselli freschi 50 grammi

FORMAGGI

Un cucchiaio di parmigiano stagionato

CARNE

Un filetto di petto di pollo

OLI VEGETALI E GRASSI

Olio extra vergine di oliva quanto basta

ERBE E SPEZIE

Sei foglie di Tarassaco
Erbe aromatiche a piacere e a volontà
Due cucchiaini di zenzero

VARIE

Un cucchiaio di bacche di aronia
Un cucchiaino di sciroppo di Yacon
Brodo vegetale fatto in casa q.b
Tofu (per la versione vegetariana)

GIORNO 21

Colazione: torta esotica
Pranzo: miglio di mare

Merenda: bastoncini dolci
Cena: rosso di sera
Il pranzo e la cena devono sempre essere accompagnati da
verdure fresche di stagione a piacere
Lista della spesa del giorno 21

RICETTE:

TORTA ESOTICA (colazione)

COSA TI SERVE:

Sei uova
 Farina di semi di lino 250 grammi
9 cucchiai di olio extravergine di oliva
Una bustina di lievito bio
Un pizzico di bicarbonato
Scorza di un limone
Un pizzico di sale rosa
Un bicchiere di acqua di cocco
Estratto di vaniglia bio

COME FARLA:

Dividi gli albumi dai tuorli.
Sbatti bene i tuorli insieme all'acqua di cocco, alla vanillina,
alla scorza di limone e all'olio.
Monta a neve gli albumi.
Setaccia la farina di semi di lino, il bicarbonato, il sale e il
lievito e mescola bene.
Mescola tutto molto delicatamente.

Fodera una tortiera con carta da forno, bagna la carta e strizzala bene in questo modo aderirà perfettamente alla tortiera.
Inforna a forno caldo a 180° e cuoci per circa 50 minuti.

MIGLIO DI MARE
Per 4 persone (pranzo)

COSA TI SERVE:

Miglio 280 grammi
Un polpo
 Gamberetti 100 grammi
Alici marinate 100 grammi
Trito di carota sedano cipolla
Un limone biologico
Olio extra vergine di oliva

COME FARLO:

Cuocere il polpo mettendolo in una pentola con il fondo spesso con un filo di olio e solo con l'acqua che sgronda dalla lavatura, coprire e non aprire per 50 minuti, il fuoco deve essere bassissimo. In alternativa cuocere in acqua aromatizzata con prezzemolo e leggermente salata avendo cura di immergere prima i tentacoli per tre volte prima dell'immersione completa.
Lessare il miglio per 20 minuti e scolarlo molto bene.
Far soffriggere il trito di sedano carota e cipolla e aggiungere il miglio, le alici marinate fatte a pezzettini, i gamberetti lessati, il polpo fatto a piccoli pezzi e mescolare tutto.

Spruzzare con succo di limone e condire con olio extra
vergine di oliva.

BASTONCINI DOLCI
Per 4 persone (merenda)

COSA TI SERVE:

Fiocchi di avena 250 grammi
Quattro cucchiai di latte di cocco
Quattro cucchiai di miele
 Nocciole pelate 150 grammi
Quattro cucchiai di yacon
Due cucchiai di bacche Inca

COME FARLI:

Metti le bacche in ammollo in acqua per circa cinque ore e poi
scola bene.
Fai tostare le nocciole.
Cuoci per qualche minuto l'avena nel latte di cocco.
Mescola bene tutti gli ingredienti, le nocciole puoi lasciarle
intere oppure, se preferisci, tritarle.
Rivesti una placca da forno con carta antiaderente e stendi
l'impasto sulla teglia.
Ritaglia dei rettangoli.
Cuoci per circa 25 minuti a 150°.

ROSSO DI SERA
Per 1 persona (cena)

COSA TI SERVE:

Due barbabietole fresche tagliate a cubetti
Una cipolla di Tropea
Un cucchiaio di ghee
Due cucchiai di semi di canapa decorticati
Due uova
Un ciuffetto di prezzemolo
Tre cucchiai di yogurt greco

COME FARLI:

Fai rosolare i cubetti di barbabietola nel ghee insieme alla
cipolla triturata.
Rompere dentro il tegame le uova e farle rapprendere.
Coprire con la salsa di yogurt fatta mescolando lo yogurt
greco con il prezzemolo tritato a mano grossolanamente.

LISTA DELLA SPESA DEL GIORNO 21
Verdure a piacere e di stagione per accompagnare il pranzo e
la cena

Altre verdure:

Trito di carota sedano cipolla
Due barbabietole fresche tagliate a cubetti
Una cipolla di Tropea
Un ciuffetto di prezzemolo

FRUTTA

Un limone biologico
Scorza di limone

UOVA

Otto uova

FARINE E CEREALI

Fiocchi di avena 250 grammi
Miglio 280 grammi
 Farina di semi di lino 250 grammi

PESCE

Un polpo
 Gamberetti 100 grammi
Alici marinate 100 grammi

FORMAGGI

Tre cucchiai di yogurt greco

OLI VEGETALI E GRASSI

Un cucchiaio di ghee
Nove cucchiai di olio extra vergine di oliva

SEMI OLEOSI

Nocciole pelate 150 grammi

LATTI VEGETALI

Quattro cucchiai di latte di cocco

VARIE

Una bustina di lievito bio
Un pizzico di bicarbonato
Un pizzico di sale rosa
Un bicchiere di acqua di cocco
Estratto di vaniglia bio
Quattro cucchiai di miele di Manuka
Quattro cucchiai di yacon
Due cucchiai di bacche Inca
Due cucchiai di semi di canapa decorticati

GIORNO 22

Colazione: bianca bra per la memoria
Pranzo: zucchine panciute
Merenda: frappè del pomeriggio
Cena: topinambur tricolore
Il pranzo la cena devono sempre essere accompagnati da
verdure di stagione a piacere

RICETTE:

BIANCA BRA PER LA MEMORIA
Per 1 persona (colazione)

COSA TI SERVE:

Un vasetto di yogurt greco
Un cucchiaino di polvere di Brahmi
Una mela tipo Granny Smith
Un cucchiaino di radice di zenzero grattugiata

COME FARLA:

Lava e grattugia la mela.
Mescola tutti gli ingredienti e mangia subito.

LA PILLOLA

Brhami è una pianta della tradizione ayurvedica utilizzata per migliorare la memoria. Contiene sostanze antiossidanti (bacosidi) in grado di favorire l'attività neuronale.

ZUCCHINE PANCIUTE
Per 1 persona (pranzo)

COSA TI SERVE:

Una zucchina del tipo tondo
Due cucchiai di ribes
Un cucchiaio di pinoli
Un cucchiaio di prezzemolo
Una cipollina bianca
Due cucchiaini di Quark
Due cucchiai di pangrattato integrale

COME FARLE:

Tosta i pinoli.
Lava le zucchine e dividile a metà.
Svuotale della polpa e lasciane un pò da parte.
Trita il prezzemolo.
Mescola il Quark con il ribes, parte della polpa che hai
ricavato dall'interno delle zucchine, il prezzemolo e la cipolla
tritata.
Riempi le zucchine con l'impasto.
Metti le zucchine in una pirofila da forno e cuoci a forno caldo
a 180° per circa un'ora.
Durante la cottura bagna le zucchine con qualche cucchiaiata
di brodo vegetale per mantenerle morbide.
10 minuti prima di toglierle dal forno spolvera le zucchine con
il pangrattato e infornale nuovamente con il termostato in
posizione grill.
Una volta dorate togli dal forno e cospargi con i pinoli tostati.

FRAPPÈ DEL POMERIGGIO
Per 5 persone (merenda)

COSA TI SERVE:

1 litro di latte di mandorla
6 datteri freschi o deidratati in acqua minerale naturale
Una pesca matura
Un cucchiaio di cannella in polvere
Un cucchiaio di zenzero fresco grattugiato al momento
6 cubetti di ghiaccio

COME FARLO:

Lavare e fare la pesca a pezzetti. Metterla nel frullatore insieme a tutti gli altri ingredienti. Bere subito.

TOPINAMBUR TRICOLORE
Per 2 persone (cena)

COSA TI SERVE:

Topinambour 200 grammi
Un cucchiaio di olio extra vergine di oliva
Un grappolo di pomodorini ciliegini
Feta 100 grammi
Un piccolo cesto di indivia
Qualche fogliolina di basilico fresco
Un cucchiaio di mandorle a scaglie
Un cucchiaio di ghee

COME FARLO:

Pulisci e taglia a rondelle il topinambur.
Cuocilo a vapore e ripassalo in padella con il ghee.
Pulisci l'indivia e tagliala a listarelle piccole.
Lava e taglia a dadini i pomodori.
Fai la feta a cubetti.
In un vassoio da portata fai uno strato con il topinambur, metti sopra l'insalata che avrai mescolato con i pomodorini e la feta.

Completa con basilico e mandorle.
Aggiusta di sale e olio.

LISTA DELLA SPESA DEL GIORNO 22
Verdure a piacere e di stagione per accompagnare il pranzo e
la cena

Altre verdure:

Una zucchina del tipo tondo
Un cucchiaio di prezzemolo
Una cipollina bianca
Topinambour 200 grammi
Un grappolo di pomodorini ciliegini
Un piccolo cesto di indivia

FRUTTA

Una pesca matura
6 datteri freschi o deidratati in acqua minerale naturale
Una mela tipo Granny Smith
Due cucchiai di ribes

FARINE E CEREALI

Due cucchiai di pan grattato integrale

FORMAGGI

Feta 100 grammi
Due cucchiaini di Quark

Un vasetto di yogurt greco

SEMI OLEOSI

Un cucchiaio di mandorle a scaglie
Un cucchiaio di pinoli

OLI VEGETALI E GRASSI

Un cucchiaio di ghee
Un cucchiaio di olio extra vergine di oliva

LATTI VEGETALI

Un litro di latte di mandorle

ERBE E SPEZIE

Un cucchiaino di polvere di Brahmi
Un cucchiaino di radice di zenzero grattugiata
Un cucchiaio di cannella in polvere
Un cucchiaio di zenzero fresco grattugiato al momento
Qualche fogliolina di basilico fresco

VARIE

Sei cubetti di ghiaccio

GIORNO 23

Colazione: crostate all'albicocca
Pranzo: coriandolino
Merenda: crunch crunch
Cena: farinata con verdure
Il pranzo e la cena devono sempre essere accompagnate da
verdure fresche di stagione

RICETTE:

CROSTATINE ALL'ALBICOCCA (colazione)

COSA TI SERVE:

Farina di farro 120 grammi
Farina di Teff 60 grammi
Farina di orzo integrale 30 grammi
Nocciole pelate 20 grammi
Sciroppo di Yacon a piacere
Otto albicocche abbastanza mature
Scorza grattugiata di un limone biologico
Olio di lino 30 grammi
Olio di riso 30 grammi
Un cucchiaino di ghee

COME FARLE:

Tosta le nocciole e tritale.
Passa la setaccio le farine e mescola con lo zucchero di
cocco integrale, il sale e il lievito.

In un robot da cucina impasta le farine mescolate agli altri ingredienti aggiungendo l'olio di riso e di lino, a filo, piano piano.

Aggiungi anche la scorza di limone grattugiata.

Metti l'impasto avvolto in una pellicola in frigorifero per circa un'ora.

Lava e taglia a pezzettini le albicocche, mettile in un padellino con un cucchiaino di ghee e falle cuocere con una spolverata di zucchero molto piano, per qualche minuto.

Metti poi le albicocche in un colino, per far scolare il liquido in eccesso.

Stendi la pasta, ritaglia dei piccoli tondi con il bicchiere e delle strisce per formare il bordo, oppure utilizza questo.

Fai cuocere in forno a 180° per una decina di minuti, poi toglile dal forno e riempi le crostate con le albicocche.

Inforna di nuovo per 15 minuti.

CORIANDOLINO
Per 1 persona (pranzo)

COSA TI SERVE:

Riso integrale 80 grammi
 Polpa di manzo magrissima 70 grammi
Un ciuffetto di menta fresca
Uno scalogno
Mezzo mango
Coriandolo
Un cucchiaio di arachidi
Cocco a scaglie 50 grammi
Brodo vegetale fatto in casa q.b.

Un cucchiaio di olio

COME FARLO:

Tritura nel mixer la menta, lo scalogno, le arachidi e qualche
fogliolina di coriandolo.
Trasferisci in una casseruola e fai tostare insieme al riso e
alla polpa di manzo.
Quando gli ingredienti saranno tostati aggiungi brodo
vegetale.
Verso fine cottura aggiungi il mango e il cocco frullati.
Aggiusta di sale.

CRUNC CRUNCH
Per 2 persone (merenda)

COSA TI SERVE:

Amaranto soffiato 50 grammi
Semi di girasole 50 grammi
 Arachidi tostate non salate 50 grammi
 Sciroppo di Yacon 50 grammi
Un cucchiaio di mandorle
Un pizzico di cannella
Un cucchiaio di Maca
Un vasetto di yogurt greco grande
Un cucchiaino di zucchero di cocco
Una manciata di mirtilli

COME FARLO:

Mescola lo zucchero, la Maca e lo yogurt e mettilo nel congelatore nel contenitore dei cubetti del ghiaccio.
Trita gli altri ingredienti, mescolali e mettili su una placca da forno ricoperta di carta antiaderente sbriciolando con le mani.
Falli dorare facendo attenzione a non bruciarli.
Una volta congelato togli lo yogurt dal frigo, e frulla bene.
Metti lo yogurt nelle coppette e copri con il crumble ancora caldo.

FARINATA CON VERDURE
Per 3 persone (cena)

COSA TI SERVE:

1 litro di acqua
 Farina di ceci 350 grammi
Un cesto di radicchio rosso
Una zucchina
Due cucchiai di ghee

COME FARLA:

Mescola la farina di ceci con l'acqua. In una pentola leggermente unta con il ghee cuocere le zucchine lavate e grattugiate, in un'altra padella, sempre leggermente unta stufare il radicchio tagliato a striscioline. Scaldare una padella antiaderente e versare un mestolo di impasto, girandolo una volta asciutto sul lato esterno. Guarnire i cerchi di farinata con le verdure.

LISTA DELLA SPESA DEL GIORNO 23

Verdure a piacere e di stagione per accompagnare il pranzo e la cena

Altre verdure:

Uno scalogno
Un cesto di radicchio rosso
Una zucchina

FRUTTA

Cocco a scaglie 50 grammi
Mezzo mango
Otto albicocche abbastanza mature
Scorza grattugiata di un limone biologico
Una manciata di mirtilli

FARINE E CEREALI

Farina di ceci 350 grammi
Amaranto soffiato 50 grammi
Riso integrale 80 grammi
Farina di farro 120 grammi
 Farina di Teff 60 grammi
 Farina di orzo integrale 30 grammi

LEGUMI

Arachidi tostate non salate 50 grammi

CARNE

Polpa di manzo magrissima 70 grammi

FORMAGGI

Un vasetto di yogurt greco

SEMI OLEOSI

Un cucchiaio di mandorle
Semi di girasole 50 grammi
Nocciole pelate 20 grammi

OLI VEGETALI E GRASSI

Tre cucchiai di olio di ghee
Olio di lino 30 grammi
Olio di riso 30 grammi

ERBE E SPEZIE

Un pizzico di cannella
Un cucchiaio di Maca
Coriandolo
Un ciuffetto di menta fresca

VARIE

Sciroppo di Yacon a piacere
Brodo vegetale fatto in casa q.b.

Sciroppo di Yacon 50 grammi
Un pizzico di sale
Un cucchiaino di zucchero di cocco

GIORNO 24

Colazione: colazione al barattolo
Pranzo: frittelle
Merenda: baci di maman
Cena: zuppa di patate
Il pranzo e la cena devono essere sempre accompagnati da
abbondanti verdure fresche di stagione a piacere
List della spesa del giorno 24

RICETTE:

COLAZIONE AL BARATTOLO
Per 1 persona (colazione)

COSA TI SERVE:

Due cucchiai di fiocchi di avena
Un cucchiaio di semi di lino
Un bicchiere di di latte di avena
Frutti rossi a piacere
Un cucchiaino di anacardi
Succo di limone

COME FARLA:

In un vasetto di vetro capiente versa il latte di avena.
Mescola i fiocchi di avena e i semi di lino e mettili nel latte.
Lava i frutti rossi e falli macerare nel succo di limone per 10 minuti poi mettili nel vasetto.
Metti in ammollo gli anacardi per circa 30 minuti, poi tritali in modo grossolano e mettili nel vasetto.
Avrai cosi tre strati, puoi farne altri se ti avanzano ingredienti.
Mantieni in frigorifero fino al momento di consumare.

FRITTELLE
Per 2 persone (pranzo)

COSA TI SERVE:

Uno scalogno
Una carota
Un cucchiaio di olio extravergine di oliva
Un cucchiaino di prezzemolo triturato
Un cucchiaino di radice di zenzero
Un albume
Farina di mais q.b.
Lievito biologico
Un cucchiaio di ghee
Un vasetto di yogurt greco
Un cucchiaio di anacardi
Un cetriolo

COME FARLE:

Metti in ammollo in acqua gli anacardi per circa trenta minuti, poi scola bene.

Lava e taglia il cetriolo a piccoli pezzi.
Nel mixer metti gli anacardi, un pizzico di sale e lo yogurt e fai
una salsa.
Conservala in frigorifero.
Trita lo scalogno, la carota, il prezzemolo, e impasta con la
farina di mais, l'olio e il lievito bio, deve risultare un impasto
abbastanza consistente.
Fai delle palline e passale nell'albume sbattuto.
Cuoci in una padellino antiaderente con il ghee.
Fai asciugare le frittelle su carta aderente e servi calde con la
salsa a base di yogurt.

BACI DI MAMAN
Per 1 persona (merenda)

COSA TI SERVE:

Due mele
Due cucchiai di formaggio Quark
Nocciole pelate 30 grammi
Un cucchiaino di cacao crudo
Cannella in polvere
Scaglie di cocco

COME FARLI:

Sbuccia le mele e dividile in due parti.
Scava con uno scavino il centro della mela, per fare una
nicchia.
Dopo aver tostato le nocciole e averle triturate uniscile al
formaggio e al cacao.

Riempi il centro delle mele con l'impasto e unisci le due parti della mela.
Rotola la mela nella cannella e scaglie di cocco e servi subito.

ZUPPA DI PATATE
Per 4 persone (cena)

COSA TI SERVE:

Due patate dolci
Due porri
250 grammi di grano saraceno in chicchi
Ghee
Cinque carote
Timo
Pepe nero
Curcuma
Semi di sesamo nero

COME FARLA:

Pulire e tagliare i porri a rondelle e farli dorare in un pentolino anti aderente con il ghee. Pulire e tagliare a piccoli pezzi anche le patate e le carote e aggiungerle al soffritto. Mescolare e continuare la cottura per cinque minuti. Aggiungere il timo fresco, la curcuma e il pepe nero. Unire il grano saraceno e un litro di acqua minerale naturale a temperatura ambiente e coprire. Lasciar sobbollire coperto per circa 30 minuti, controllando di tanto in tanto. Una volta cotto servire con i semi di sesamo nero tostati.

LISTA DELLA SPESA DEL GIORNO 24

Verdure a piacere e di stagione per accompagnare il pranzo e la cena

Altre verdure:

Un cucchiaino di prezzemolo triturato
Uno scalogno
Sei carote
Un cetriolo
Due patate dolci
Due porri

FRUTTA

Scaglie di cocco
Due mele
Succo di limone
Frutti rossi a piacere

FARINE E CEREALI

250 grammi di grano saraceno in chicchi
Farina di mais q.b.
Due cucchiai di fiocchi di avena

UOVA

Un albume

FORMAGGI

Due cucchiai di formaggio Quark
Un vasetto di yogurt greco

SEMI OLEOSI

Semi di sesamo nero
Nocciole pelate 30 grammi
Due cucchiaini di anacardi
Un cucchiaio di semi di lino

OLI VEGETALI E GRASSI

Ghee
Un cucchiaio di olio extra vergine di oliva

LATTI VEGETALI

Un bicchiere di latte di avena

ERBE E SPEZIE

Timo
Pepe nero
Curcuma
Cannella in polvere
Un cucchiaino di radice di zenzero

VARIE

Lievito biologico
Un cucchiaino di cacao crudo

GIORNO 25

Colazione: brownie
Pranzo: carciofata
Merenda: peraciock
Cena: involtini bianchi e rossi
Il pranzo e la cena devono essere sempre accompagnati da
abbondanti verdure di stagione a piacere
Lista della spesa del giorno 25

RICETTE:

BROWNIE (colazione)

COSA TI SERVE:

Quattro barbabietole
Ghee 100 grammi
Cioccolato fondente 70% cacao 200 grammi
Un cucchiaino di estratto di vaniglia
Otto cucchiai di miele
Tre uova
Farina di Teef 100 grammi
Cacao magro in polvere 25 grammi

COME FARLI:

Taglia le estremità delle barbabietole (indossa i guanti di gomma per non macchiarti) e poi pelale.
Fai dei cubetti piccoli e cuocili a vapore.
Scalda il forno a 180°.
Nel frattempo ungi una teglia di circa 20X30 con parte del ghe.
Spezzetta il cioccolato e aggiungilo al ghee.
Scola bene le barbabietole per eliminare il liquido e metti i cubetti nel frullatore con il ghe, il cioccolato e la vaniglia.
Frulla fino a raggiungere una consistenza liscia.
Sbatti con le fruste elettriche le uova con il miele.
Unisci al composto con le barbabietole e mescola piano, poi aggiungi la farina setacciata e il cacao in polvere.
Versa l'impasto nella teglia e inforna per 25 minuti.
Una volta raffreddato taglia a cubetti.

CARCIOFATA
Per 1 persona (pranzo)

COSA TI SERVE:

Due carciofi
 Parmigiano reggiano stagionato 36 mesi 40 grammi
Un cucchiaio di olio extravergine di oliva
Un cucchiaino di ghe
Il succo di un limone
Pepe nero

COME FARLA:

Lava e pulisci i carciofi, togliendo le foglie esterne più spesse e la punta.
Grattugia i carciofi e metti a bagno in una bacinella di acqua fredda e il succo di un limone.
Grattugia anche il parmigiano.
Scalda un pentolino antiaderente e ungilo leggermente con il ghe.
Quando è caldo versa il parmigiano grattugiato avendo cura di coprire tutta la superficie, il pentolino non deve essere grande ma piuttosto piccolo.
Appena la superficie inizia a rapprendersi con l'aiuto di una scatolina di gomma stacca i bordi, poi gira la cialda e finisci di cuocerla per 10 secondi.
Toglila dal pentolino e rovesciala su un bicchiere da cucina capovolto in modo che si afflosci e che assuma la forma di un cestino.
Mentre la cialda raffredda e si solidifica scola bene i carciofi e condiscili con l'olio extravergine il sale e il pepe.
Quando la cialda sarà fredda riempila con l'insalata di carciofi.

PERACIOCK
Per 1 persona (merenda)

COSA TI SERVE:

Una pera
Due quadratini di cioccolato fondente al 75% cacao
Il succo di mezzo limone
Un cucchiaino di miele
Scaglie di mandorle

COME FARLA:

Sbuccia la pera e tagliala a metà nel senso della lunghezza,
togli con un cucchiaino la parte centrale.
Metti le due parti in una casseruola con acqua e il succo di
limone e cuoci finché non si ammorbidisce la polpa, facendo
attenzione a non passare la cottura, le due parti devono
restare compatte.
Sciogli il cioccolato fondente a bagnomaria.
Metti la pera in un piatto da portata, versa il cioccolato nella
parte centrale scavata e ricomponi la pera.
Irrora con il miele e spolvera con le lamelle di mandorle.

INVOLTINI BIANCHI E ROSSI
Per 1 persona (cena)

COSA TI SERVE:

Una melanzana
Una manciata di pomodorini secchi
Due cucchiai di ricotta
Qualche fogliolina di basilico
Una manciata di rucola
Pepe nero
Semi di sesamo nero q.b.
Un cucchiaio di olio extravergine di oliva
Erba cipollina

COME FARLI:

Lava e affetta sottilmente la melanzana, poi griglia le fettine.

Versa nel frullatore i pomodorini con un pizzico di sale, un pizzico di pepe e il basisilico, fino a ottenere una crema.
Lava bene la rucola e tritala finemente, poi amalgama con la ricotta e un pizzico di sale.
Prendi una fettina di melanzana e spalma sopra la crema rossa, arrotola e chiudi con un filo di erba cipollina.

Continua fino a che non hai finito le fettine.
Disponi i rotolini in un piatto da portata, condisci con l'olio, spolvera con i semi di sesamo nero.

LISTA DELLA SPESA DEL GIORNO 25
Verdure a piacere e di stagione per accompagnare il pranzo e la cena

Altre verdure:

Una manciata di pomodorini secchi
Quattro barbabietole
Due carciofi
Una manciata di rucola
Una melanzana

FRUTTA

Una pera
Il succo di un limone

FARINE E CEREALI

Farina di Teff 100 grammi

UOVA

Tre uova

FORMAGGI

Due cucchiai di ricotta
Parmigiano stagionato 40 grammi

OLI VEGETALI E GRASSI

Due cucchiai di olio extra vergine di oliva
Ghee

SEMI OLEOSI

Semi di sesamo nero q.b.
Scaglie di mandorle

ERBE E SPEZIE

Qualche fogliolina di basilico
Pepe nero
Erba cipollina

VARIE

Cacao magro in polvere 25 grammi
Cioccolato fondente 70% cacao 200 grammi
Un cucchiaino di estratto di vaniglia
Otto cucchiai di miele

Due quadratini di cioccolato fondente al 75% cacao

GIORNO 26

Colazione: budino di orzo regolarizzante
Pranzo: tatin-tatin
Merenda: yogurt&rose
Cena: cipolle ripiene al forno
Il pranzo e la cena devono essere sempre accompagnate con
abbondanti verdure fresche di stagione a piacere

RICETTE:

BUDINO DI ORZO REGOLARIZZANTE (colazione)

COSA TI SERVE:

Una tazza di caffè di orzo
Tre cucchiai di agar-agar
Nocciole 150 grammi
Un pizzico di cannella
Tre tazze di succo di mela
Tre tazze di acqua
Un cucchiaio di bacche di Goji

COME FARLO:

Fai bollire l'agar-agar nell'acqua unito al succo di mela con un
pizzico di sale per qualche minuto.
Aggiungi anche il caffè e continua la cottura per circa 10
minuti.

Lascia raffreddare.
Tosta le nocciole e poi sbriciolale.
Quando il budino si sarà un pochino rappreso aggiungi le
nocciole triturate e le bacche di goji precedentemente
ammollate e scolate bene.
fai rapprendere in frigo.

LA PILLOLA

Il caffè d'orzo contiene mucillagine che favorisce la regolarità
intestinale.

TATIN-TATIN
Per 1 persona (pranzo)

COSA TI SERVE:

Una carota
Un pomodoro maturo
Un cipollotto bianco
Un cucchiaio di ghe
Gamberetti lessati 70 grammi
Mezza tazza di farina di avena
Mezzo cucchiaino di bicarbonato

COME FARLO:

Lavare il pomodoro e tagliarlo a fette sottili.
Pelare e tagliare a rondelle il cipollotto.
Pelare e tagliare a julienne la carota.

Far marinare i gamberetti in una miscela di limone e olio extravergine di oliva.

In una ciotola mettere la farina di avena setacciata, unire il bicarbonato e il sale, aggiungere acqua mescolando con un cucchiaio fino a ottenere un impasto denso e compatto.

Ungere una teglia da forno con un pochino di ghe.

Disporre le verdure sul fondo della teglia, aggiungere i gamberetti lessati e marinati, spennellare tutto con il ghee.

Disporre l'impasto sulle verdure fino a coprirle tutte, premere leggermente in modo che le verdure vengano lievemente incorporate dall'impasto.

Mettere la teglia nel forno preriscaldato a 180° per circa 15/20 minuti.

Una volta cotta capovolgere la teglia su un vassoio da portata.

YOGURT&ROSE
Per 1 persona (merenda)

COSA TI SERVE:

Uno yogurt bianco al naturale
Un cucchiaino di sciroppo di Yacon
Un cucchiaio di acqua di rose per uso alimentare
Due pizzichi di cardamomo in polvere
Tre foglioline di menta fresca
Mirtilli a piacere

COME FARLO:

Frulla lo yogurt con l'acqua di rose, lo sciroppo di yacon, le foglioline di menta. Versa in un bicchiere e aggiungi il cardamomo.

COME PREPARARE L'ACQUA DI ROSE PER USO ALIMENTARE

Questa acqua aromatizzata è facilissima da fare e adatta anche a uso cosmetico. È fondamentale utilizzare petali di fiori non trattati, non sono adeguati quelli acquistati dal fioraio. Si realizza semplicemente lavando bene il fiore, ai petali occorre tagliare la base bianca, quella attaccata allo stelo, si mettono in una pentola e si coprono con acqua distillata. Va fatta sobbollire ma non bollire, appena comincia l'ebollizione spegnere il fornello. Si fa freddare, si filtra e si travasa in un barattolo pulito di vetro. Va conservata in frigorifero, per massimo un mese. Perfetta per essere utilizzata per la cosmesi naturale.

CIPOLLE RIPIENE AL FORNO
Per 1 persona (cena)

COSA TI SERVE:

Due cipolle grandi
un cucchiaio di pangrattato di riso
Un cucchiaio di parmigiano stagionato
Un uovo
Un pizzico di noce moscata
Un cucchiaino di semi di cumino
Olio di cocco

COME FARLE:

Pulisci le cipolle e lessale in acqua leggermente salata.
Scolale bene e falle asciugare su un panno pulito.
Scavale aiutandoti con l'apposito scavino e trita la polpa tolta,
falla dorare in un filo di olio di cocco.
Quando avrà preso colore uniscila all'uovo, al parmigiano, ai
semi di cumino precedentemente tostato, e la noce moscata.
Riempi le cipolle con l'impasto e cospargile con il pangrattato
di riso.
Spennella una teglia da forno con l'olio di cocco rimasto e fai
dorare le cipolle sotto il grill.

LISTA DELLA SPESA DEL GIORNO 26
Verdure a piacere e di stagione per accompagnare il pranzo e
la cena

Altre verdure:

Due cipolle grandi
Una carota
Un pomodoro maturo
Un cipollotto bianco

FRUTTA

Mirtilli a piacere

FARINE E CEREALI

Mezza tazza di farina di avena
Un cucchiaio di pangrattato di riso

PESCE

Gamberetti lessati 70 grammi

FORMAGGI

Un cucchiaio di parmigiano stagionato
Uno yogurt bianco al naturale

UOVA

Un uovo

OLI VEGETALI E GRASSI

Olio di cocco
Un cucchiaio di ghee

SEMI OLEOSI

Nocciole 150 grammi

ERBE E SPEZIE

Due pizzichi di cardamomo in polvere
Tre foglioline di menta fresca
Un pizzico di cannella
Un pizzico di noce moscata

Un cucchiaino di semi di cumino

VARIE

Una tazza di caffè di orzo
Tre cucchiai di agar-agar
Tre tazze di succo di mela
Un cucchiaio di bacche di Goji
Mezzo cucchiaino di bicarbonato
Un cucchiaino di sciroppo di Yacon
Un cucchiaio di acqua di rose per uso alimentare

GIORNO 27

Colazione: ciambellone di riso&nocciole
Pranzo: intrecci
Merenda: bicchierozzo
Cena: bastoncini di pesce fritto
Il pranzo e la cena devono sempre essere accompagnati da abbondanti verdure fresche di stagione a piacere
Lista della spesa del giorno 27

RICETTE:

CIAMBELLONE DI RISO&NOCCIOLE (colazione)

COSA TI SERVE:

Riso Basmati 200 grammi
Cinque cucchiai di ghee
Un pizzico di cannella

Una manciata di nocciole pelate
Una manciata di pinoli sgusciati
Un cucchiaio di sciroppo di yacon
Un pizzico di sale rosa
Acqua calda
Uvetta se piace una manciata

COME FARLO:

Metti in ammollo il riso in acqua fredda dopo averlo ben lavato.
In una casseruola versa la frutta secca triturata insieme al ghee e alla cannella. Fai dorare poi aggiungi il riso scolato e lo sciroppo di yacon, mescola bene e copri a filo con acqua bollente.
Fai cuocere per circa 20 minuti.
Quando il riso avrà assorbito l'acqua trasferisci il composto in uno stampo da ciambelle e fai freddare prima di rovesciarlo in un vassoio da portata.

INTRECCI
Per 2 persone (pranzo)

COSA TI SERVE:

Due patate dolci
Due zucchine
Due barbabietole
Due cucchiai di ghee
Un vasetto piccolo di yogurt greco
Un cucchiaino di semi di sesamo nero

Mezza tazza fiocchi di avena

COME FARLO:

Accendi il forno a 200°, mentre raggiunge la temperatura lava
e pulisci le verdure.
Con uno spiralizzatore ricava gli spaghetti. Se non disponi di
uno spiralizzatore puoi utilizzare la grattugia da cucina.
Mettili in una ciotola e mescolali con un filo di olio e aggiusta
con il sale rosa.
Aggroviglia aiutandoti con un mestolo e una forchetta gli
spaghetti, in modo da ottenere dei nidi colorati.
Mescola i fiocchi con il ghee e con le mani crea grosse
briciole.

Disponi i nidi nella pirofila da forno unta con il ghee, spargi le
briciole fatte con i fiocchi di avena sulla superficie e cuoci per
circa 30 minuti.
Quando saranno cotti versa su ogni nido una cucchiaiata di
yogurt e spolvera con i semi di sesamo nero.

BICCHIEROZZO
Per 1 persona
(spuntino)

COSA TI SERVE:

Un avocado
Tre datteri denocciolati
Una manciata di lamponi
Un vasetto di yogurt greco
Scaglie di cioccolato fondente

COME FARLO:

Pulisci l'avocado e frullalo insieme ai datteri ammollati sgocciolati.
Trasferisci metà della mousse ottenuta in un bicchierino.
Aggiungi i lamponi all'altra metà e frulla di nuovo.
Aggiungi lo yogurt nel bicchierino e poi copri con la mousse ai lamponi.
Guarnisci con le scaglie di cioccolato.

BASTONCINI DI PESCE FRITTO
Per 1 persona (cena)

COSA TI SERVE:

Un filetto di merluzzo
Due cucchiai di olio extra vergine di oliva
Un cucchiaio di aceto
Un cucchiaio di semi di sesamo tostati
Prezzemolo

COME FARLI:

Fai marinare il merluzzo in una emulsione fatta sbattendo un cucchiaio di olio extravergine di oliva e aceto per circa 30 minuti.
In una padella antiaderente con un cucchiaio di olio fai rosolare il merluzzo impanato con i semi di sesamo e porta a cottura a fuoco basso.
Servi con prezzemolo fresco triturato.

LA PILLOLA

Il prezzemolo è ricchissimo di vitamina K che migliora l'assorbimento del calcio e ne diminuisce l'eliminazione attraverso l'urina. Contiene inoltre un flavonoide, la miricetina, che aiuta a regolare i livelli di zucchero nel sangue e a ridurre la resistenza insulinica.

LISTA DELLA SPESA DEL GIORNO 27
Verdure a piacere e di stagione per accompagnare il pranzo e la cena

Altre verdure:

Due patate dolci
Prezzemolo
Due zucchine
Due barbabietole

FRUTTA

Un avocado
Tre datteri denocciolati
Una manciata di lamponi
Uvetta se piace una manciata

FARINE E CEREALI

Mezza tazza di fiocchi di avena
Riso Basmati 200 grammi

FORMAGGI

Due vasetti piccoli di yogurt greco

PESCE

Un filetto di merluzzo

OLI E GRASSI VEGETALI

Due cucchiai di olio extra vergine di oliva
Ghee

ERBE E SPEZIE

Un pizzico di cannella

SEMI OLEOSI

Un cucchiaio di semi di sesamo tostati
Un cucchiaino di semi di sesamo nero
Una manciata di nocciole pelate
Una manciata di pinoli sgusciati

VARIE

Un cucchiaio di sciroppo di yacon
Un pizzico di sale rosa
Acqua calda
Scaglie di cioccolato fondente

Un cucchiaio di aceto

GIORNO 28

Colazione: fiocchini
Pranzo: porri ripieni
Merenda: crema arancione
Cena: uova in rosso
Il pranzo e la cena devono sempre essere accompagnati da abbondanti verdure fresche di stagione a piacere
Lista della spesa del giorno 28

RICETTE:

FIOCCHINI
Per 2 persone (colazione)

COSA TI SERVE:

Fiocchi di avena 50 grammi
Fiocchi di segale 50 grammi
Succo di mela biologico o auto prodotto due bicchieri
Latte di cocco una tazza
Una manciata di ribes

COME FARLI:

Fai bollire molto piano i fiocchi di avena e segale nei liquidi. Quando il succo di mela e il latte di cocco saranno completamente assorbiti aggiungi il ribes.

PORRI RIPIENI
Per 1 persona (pranzo)

COSA TI SERVE:

Due porri
 Feta greca 50 grammi
Una manciata di semi di zucca
 Funghi porcini secchi 100 grammi
Prezzemolo q.b.
Un cucchiaio di olio extravergine di oliva

COME FARLI:

Metti in ammollo i funghi porcini.
Tosta i semi di zucca e tritali.
Pulisci i porri e tagliali per la lunghezza.
Scola bene i funghi e falli rosolare in una pentola antiaderente
con un filo di olio sale e prezzemolo.
Quando saranno cotti mescolali con la feta.
Riempi i porri con questo impasto e spennella con olio
extravergine poi cospargi con i semi di zucca tostati.
Cuoci in forno caldo a 200° per circa 20 minuti.

CREMA ARANCIONE
Per due persone (merenda)

COSA TI SERVE:

Polpa di mango 200 grammi
Una arancia

Una manciata di bacche di goji
Un cucchiaio di curcuma
Un pizzico di pepe
Un cucchiaino di ghee
Un cucchiaio di semi di Chia
Una tazza di latte di cocco

COME FARLA:

Metti in ammollo le bacche di goji per circa 30 minuti, poi scolale bene.
Metti in ammollo i semi di Chia in acqua minerale naturale.
Sbuccia l'arancia e falla a pezzettini.
Frulla tutti gli ingredienti tranne i semi di Chia.
Aggiungi i semi al frullato.
Guarnisci con foglioline di menta fresca.

UOVA IN ROSSO
per 2 persone (cena)

COSA TI SERVE:

Due uova fresche biologiche
Due cucchiai di olio di cocco
Un peperone rosso
Uno scalogno
Un cucchiaio di paprika
Basilico fresco
 Pomodorini datterini 200 grammi
Olio extra vergine di oliva q.b.

COME FARLE:

Trita lo scalogno e taglia a listarelle il peperone dopo averlo pulito dai semi.
Versa il peperone e lo scalogno in una padella antiaderente unta con un filo di olio extravergine di oliva, condisci con il sale e la paprika.
Mentre il peperone cuoce trita finemente i pomodorini con il basilico.
Versa i pomodorini nella padella e fai cuocere per circa 5 minuti.
In un altra padella cuoci le uova nell'olio di cocco, aggiusta di sale e pepe nero, una volta cotte copri con la salsa.

LISTA DELLA SPESA DEL GIORNO 28
Verdure a piacere e di stagione per accompagnare il pranzo e la cena

Altre verdure:

Pomodorini datterini 200 grammi
Due porri
Funghi porcini secchi 100 grammi
Prezzemolo
Un peperone rosso
Uno scalogno

FRUTTA

Polpa di mango 200 grammi
Una arancia

Una manciata di ribes
Succo di mela biologico o auto prodotto due bicchieri

FARINE E CEREALI

Fiocchi di avena 50 grammi
Fiocchi di segale 50 grammi
Latte di cocco una tazza

FORMAGGI

Feta greca grammi 50

UOVA

Due uova fresche biologiche

OLI VEGETALI E GRASSI

Due cucchiai di olio di cocco
Olio extra vergine di oliva
Un cucchiaino di ghee

SEMI OLEOSI

Una manciata di semi di zucca

LATTI VEGETALI

Una tazza di latte di cocco

ERBE E SPEZIE

Un cucchiaio di paprika
Basilico fresco
Un cucchiaio di curcuma
Un pizzico di pepe

VARIE

Un pizzico di sale
Una manciata di bacche di Goji
Un cucchiaio di semi di Chia

GIORNO 29

Colazione: yococo
Pranzo: orzo insolito
Merenda: prugnotta
Cena: zuppa proteica
Il pranzo e la cena devono sempre accompagnati da
abbondanti verdure di stagione
Lista della spesa del giorno 29

RICETTE:

YOCOCO
Per 1 persona (colazione)

COSA TI SERVE:

Un vasetto di yogurt al naturale bianco

Mezzo vasetto dello yogurt riempito di acqua minerale naturale
Un cucchiaio di cocco in scaglie
Un pizzico di estratto di vaniglia
Un cucchiaio di gocce di cioccolato fondente
Qualche fogliolina di menta fresca
Un cucchiaino di sciroppo di Yacon

COME FARLO:

Frulla tutti gli ingredienti tranne le foglioline di menta.
Usa le foglioline per decorare.

ORZO INSOLITO
Per 1 persona (pranzo)

COSA TI SERVE:

Fiocchi di orzo 50 grammi
Brodo vegetale fatto in casa
Due cipolle grandi bianche
Un tuorlo d'uovo
Un bicchiere di latte di avena
Un cucchiaino di curcuma
Un cucchiaino di ghee
Pepe nero
Olio extra vergine di oliva q.b.

COME FARLO:

Taglia le cipolle a rondelle e falle imbiondire in un filo di olio extravergine di oliva.
Aggiungi il brodo vegetale e i fiocchi di orzo e cuoci per cinque minuti.
Copri e lascia riposare per per circa 10 minuti.
Sbatti l'uovo con il latte e il ghee e aggiungi alla zuppa calda.
Infine completa con la curcuma, il pepe e il sale.

PRUGNOTTA (merenda)

COSA TI SERVE:

Farina di farro 200 grammi
 Prugne secche 200 grammi
Un cucchiaio di sciroppo di Yacon
Un uovo
Tre cucchiai di olio di cocco
Estratto di vaniglia

COME FARLA:

Metti le prugne in ammollo per una notte.
Scolale conservando l'acqua.
Tritale.
Fai un impasto con la farina di farro, l'uovo, l'acqua delle prugne, l'olio e l'estratto di vaniglia.
Incorpora le prugne all'impasto. Forma una focaccia e inforna in una teglia da forno leggermente unta.
Cuoci a 200° per circa 45 minuti.

ZUPPA PROTEICA (cena)

Per 3 persone

COSA TI SERVE:

Broccoli 250 grammi
Spinaci freschi 250 grammi
Un vasetto di yogurt greco grande
Un cucchiaio di parmigiano stagionato grattugiato
Un bicchiere di brodo vegetale fatto in casa

COME FARLA:

Cuocere i broccoli a vapore e far sbollentare gli spinaci.
Scolare le verdure, metterle in una casseruola e aggiungere il
latte, il parmigiano e il brodo vegetale.
Frullare con un frullatore a immersione e bollire fin quando la
zuppa non sarà della consistenza desiderata.
Aggiungere il parmigiano.

LISTA DELLA SPESA DEL GIORNO 29
Verdure a piacere e di stagione per accompagnare il pranzo e
la cena

Altre verdure:

Due cipolle grandi bianche
 Broccoli 250 grammi
Spinaci freschi 250 grammi

FRUTTA

Un cucchiaio di cocco in scaglie
Prugne secche 200 grammi

FARINE E CEREALI

Fiocchi di orzo 50 grammi
Farina di farro 200 grammi

FORMAGGI

Un vasetto di yogurt greco grande
Un cucchiaio di parmigiano stagionato grattugiato
Un vasetto di yogurt al naturale bianco
Mezzo vasetto dello yogurt riempito di acqua minerale
naturale

UOVA

Un uovo più un tuorlo

OLI VEGETALI E GRASSI

Tre cucchiai di olio di cocco
Un cucchiaino di ghee
Olio extra vergine di oliva

LATTI VEGETALI

Un bicchiere di latte di avena

ERBE E SPEZIE

Pepe nero
Un cucchiaino di curcuma
Qualche fogliolina di menta fresca

VARIE

Un pizzico di estratto di vaniglia
Un cucchiaio di gocce di cioccolato fondente
Due cucchiai di sciroppo di Yacon
Brodo vegetale fatto in casa

GIORNO 30

Colazione: torta bianca
Pranzo: riso rosso e bianco
Merenda: crema di frutta
Cena: polpettone a modo mio
Il pranzo e la cena devono essere sempre accompagnati da
verdura fresca di stagione
Lista della spesa del giorno 30

RICETTE:

TORTA BIANCA (colazione)

COSA TI SERVE:

Farina di Teef 100 grammi
 Farina integrale 100 grammi
 Farina di avena 100 grammi

Un cucchiaio di Psillio
Cinque cucchiai di ghee
Un cucchiaio di miele integrale
Ricotta 200 grammi
Una manciata di pinoli tostati
Un uovo
La buccia grattugiata di un limone biologico
Estratto di vaniglia
Gocce di cioccolato fondente a piacere

COME FARLA:

Prepara la pasta con la farina, il ghee, mezzo cucchiaio di
miele integrale. Lasciala riposare 30 minuti.
Nel frattempo versa la ricotta in una ciotola insieme ai pinoli,
mezzo cucchiaio di miele integrale, la scorza grattugiata,
l'estratto di vaniglia mescola bene aggiungendo un pochino di
acqua se troppo denso, deve comunque restare compatta.
Stendi la pasta in una tortiera e versa sopra la crema.
Inforna a forno caldo a 180° per circa 40 minuti.

RISO ROSSO E BIANCO
Per 1 persona (pranzo)

COSA TI SERVE:

Riso rosso 80 grammi
Un cucchiaio di parmigiano stagionato
Feta 40 grammi
Un cucchiaio di pistacchi

COME FARLO:

Metti in ammollo per 30 minuti i pistacchi, lavali sotto l'acqua
corrente e sbriciolali in modo grossolano.
Cuoci il riso in poca acqua bollente , quando lo scoli conserva
l'acqua di cottura.
Salta i pistacchi in una padella antiaderente, aggiungi l'acqua
di cottura del riso sufficiente per sciogliere la feta.
Aggiungi il riso e mescola tutto con il parmigiano.

CREMA DI FRUTTA
Per 4 persone (spuntino)

COSA TI SERVE:

Mezzo litro di latte di cocco o altro latte vegetale
Mezzo litro di acqua
Una stecca di vaniglia
Cinque cucchiai di farina di riso
 Frutta di stagione fresca 300 grammi
Sciroppo di yacon

COME FARLA:

Mettere l'acqua e il latte miscelati sul fuoco insieme alla
stecca di vaniglia. Stemperare piano piano la farina
mescolando continuamente. Cuocere a fuoco basso fino a
formare una crema. Passare nel mixer la frutta lavata insieme
allo sciroppo. Ripassare nel frullatore la crema con la frutta.

POLPETTONE A MODO MIO

Per 4 persone (CENA)

COSA TI SERVE:

Macinato magro di manzo 350 grammi
Due cucchiai di parmigiano stagionato
Spinaci lessati 50 grammi
Due uova
Pangrattato di mais q.b.
Un cucchiaino di curcuma
un pizzico di pepe nero
Ghee
Uno scalogno

COME FARLO:

Trita finemente gli spinaci e ripassali in un padellino
antiaderente con lo scalogno triturato .
In una ciotola capiente mescola il macinato con gli spinaci
ripassati, la curcuma, un uovo, il parmigiano e il pepe.
Separa l'albume dal tuorlo del rimanente uovo e sbatti bene
l'albume.
Dai la forma di una grande polpetta al macinato preparato con
gli altri ingredienti e passalo nell'albume e poi nel pangrattato
di mais.
Ungilo bene con ghee da ogni parte con un pennello da
cucina.
Cuoci in forno a 180° per circa 1 ora, girando di tanto in tanto.

LA PILLOLA

Il mais è un alimento naturalmente privo di glutine, contiene molto ferro risulta quindi particolarmente indicato in caso di anemia. Le fibre contenute nel mais rallentano l'assimilazione degli zuccheri contribuendo a mantenere bassi i livelli della glicemia.

LISTA DELLA SPESA DEL GIORNO 30
Verdure a piacere e di stagione per accompagnare il pranzo e la cena

Altre verdure:

Spinaci lessati 50 grammi
Uno scalogno

FRUTTA

La buccia grattugiata di un limone biologico
Frutta di stagione fresca 300 grammi

FARINE E CEREALI

Farina di Teef 100 grammi
Farina integrale 100 grammi
Farina di avena 100 grammi
Riso rosso 80 grammi
Cinque cucchiai di farina di riso
Pangrattato di mais q.b.

FORMAGGI

Ricotta 200 grammi
Tre cucchiai di parmigiano stagionato
Feta 40 grammi

UOVA

Tre uova

CARNE

Macinato magro di manzo 350 grammi

OLI VEGETALI E GRASSI

Cinque cucchiai di ghee

LATTI VEGETALI

Mezzo litro di latte di cocco o altro latte vegetale

SEMI OLEOSI

Un cucchiaio di pistacchi
Una manciata di pinoli tostati

ERBE E SPEZIE

Un cucchiaino di curcuma
un pizzico di pepe nero
Un cucchiaio di Psillio

VARIE

Una stecca di vaniglia
Un cucchiaio di miele integrale
Estratto di vaniglia
Un pizzico di sale rosa
Gocce di cioccolato fondente a piacere
Sciroppo di yacon

UNA LISTA SPECIALE

Ho inserito alcuni superfoods particolarmente utili nel periodo menopausale.
I superfoods non sono integratori ma cibi che, al di là dei valori nutrizionali che contengono, sono in grado di influenzare in modo positivo il nostro benessere.
Ho cercato di introdurre una panoramica completa che possa coprire le diverse necessità, <u>questo non significa, anzi non deve</u>, essere interpretato come un invito a usarli tutti e soprattutto non tutti contemporaneamente.
È necessario valutare le priorità personali e fare una scelta attenta su cosa testare.
È bene ricordarsi che <u>ogni organismo risponde in modo differente a uno stesso stimolo</u>, per capire se un determinato alimento ci fa davvero bene dobbiamo imparare ad ascoltarci e soprattutto a portare a termine (tranne in casi dove è chiaro che siamo disturbate dall'assunzione di quel specifico cibo) il percorso. Troppo spesso interrompiamo ciò che iniziamo perché non osserviamo risultati eclatanti in poche settimane,

scordandoci che **non stiamo assumendo chimica** e che ciò che è naturale richiede più tempo per manifestare un effetto apprezzabile.

Quindi, se ad esempio si desidera testare i benefici della Maca, ci concentreremo su quella, ignorando per il momento le altre possibilità.

Sono quattro le cose da tenere ben presenti...

SCEGLI PERSEGUI ASCOLTATI ACCERTATI

SCEGLI: individua il superfood che vuoi testare

PERSEGUI: continua a inserirlo giornalmente, con costanza, ricordati di concedere al tuo organismo il tempo necessario

ASCOLTATI: impara a ascoltare i messaggi che il tuo corpo ti invia, lo fa in continuazione, piccoli gonfiori, mal di testa, rami o formicolii, sono tutti segnali che il tuo organismo ti invia. Diminuiscono? Aumentano? Ce ne sono dei nuovi?

ACCERTATI: prima di introdurre qualcosa di nuovo nella tua dieta chiedi sempre al tuo medico conferma che non abbia controindicazioni per te.

Sotto troverai una lista dei superfoods e degli alimenti che ho inserito nelle ricette, ti consiglio sempre di chiedere prima dell'utilizzo parere medico.

I SUPERFOODS E GLI ALIMENTI CHE HO INSERITO E LE LORO PREROGATIVE:

GHEE: Il ghee è un alimento proveniente dalla tradizione ayurvedica. È un grasso sano, adatto alla cottura a alte temperature. La sua prerogativa è quella di favorire i processi digestivi. La medicina ayurvedica lo considera uno dei mezzi più potenti per la rigenerazione delle cellule. Può essere utilizzato anche in cosmetica è un ottimo struccante, inoltre massaggiato brevemente sotto i piedi la sera prima di dormire aiuta moltissimo l'insonnia.

CURCUMA: La curcuma è una spezia preziosa, ha molte proprietà e molte altre vengono scoperte ogni giorno. È per eccellenza La Spezia antinfiammatoria. Per approfittare delle sue virtù deve essere assunta insieme a un grasso, il ghee va benissimo, e a del pepe nero. Ha una capacità antiossidante trecento volte maggiore di quella posseduta dalla vitamina E, in menopausa un toccasana per il mantenimento della buona salute e della elasticità della pelle. Assunta con costanza è migliore di molte costose creme anti età che si trovano in commercio.

RHODIOLA: La Rhodiola è una pianta molto sicura capace di alleviare gli stati depressivi e gli sbalzi di umore senza produrre gli effetti collaterali dei farmaci chimici utilizzati a questo scopo, ha inoltre la prerogativa di dare risultati in tempi brevi. Agisce anche sulla stanchezza fisica oltre che mentale. Da una buona carica energetica.

PINOLI: i pinoli sono molto ricchi di calcio, quindi una buona risorsa in menopausa, contengono inoltre ferro e zinco.
SEMI DI GIRASOLE: Ricchi di proteine, vitamine ma soprattutto di acido folico, utili per la salute dei capelli.

SEMI DI LINO: Ricchi di Omega3 sono molto emollienti, rinfrescano tutto l'organismo e si prestano anche a ricette cosmetiche come maschere per i capelli e la pelle.

SEMI DI ZUCCA: I semi di zucca sono un vero e proprio integratore naturale di magnesio, prezioso in menopausa per combattere le vampate di calore, l'insonnia e i crampi notturni. Sono perfetti per uno spuntino sano anti età.

SEMI DI SESAMO: Altro integratore naturale. Cento grammi di semi di sesamo contengono mille milligrammi di calcio, una concentrazione fenomenale. Fondamentali in menopausa.

LATTE DI COCCO: Contiene molti antiossidanti che aiutano a contrastare l'invecchiamento e vitamina C e rame che aumentano l'elasticità cutanea. Si presta bene a ricette cosmetiche, ad esempio mescolato al ghee come struccante.

POLVERE DI BRAHMI: La polvere di Brahmi è utilissima per contrastare i problemi di memoria e concentrazione che possono comparire con la menopausa. Ha inoltre la capacità di rinforzare molto la capigliatura rendendola più forte, folta e resistente.

BACCHE INCA: Le bacche Inca aiutano la detossificazione e contrastano l'eccesso di colesterolo, contengono bioflavonoidi utili in menopausa.

FARINA DI TEFF: Un cereale naturalmente privo di glutine, contiene fibre, ferro e potassio e molte vitamine del gruppo B.

GRANO SARACENO: Il grano saraceno si digerisce molto facilmente, evita i gonfiori, non contiene glutine. In realtà non è un cereale ma una pianta. Combatte efficacemente i radicali liberi, utile in menopausa.

MORE DI GELSO: Contengono bioflavonoidi e sono una fonte naturale di resveratrolo, un fenolo dalle proprietà antinfiammatorie potente. Sono molto utili per il benessere dell'apparato muscolo scheletrico in menopausa.

ASHWAGANDHA: Altra erba della tradizione Ayurvedica, particolarmente utile in menopausa per combattere l'insonnia, la stanchezza, il cattivo umore. L'Ashwagandha è una delle armi migliori per combattere gli stati ansiosi. È adattogena, favorisce la capacità naturale del corpo di contrastare lo stress fisico e mentale.

GINSENG: Molto valido per aiutare la concentrazione e la memoria, altamente energetico stimola le ghiandole surrenali ha una forte azione anti stress.

MACA: La Maca, è un tubero con azione tonificante ed energizzante, è un naturale aiuto per chi soffre di stanchezza cronica e depressione, e per chi svolge attività intellettuale impegnativa. Ha inoltre la capacità di riequilibrare e stabilizzare il sistema cardiovascolare, quello linfatico e favorire lo sviluppo della massa magra.

È un alimento "adattogeno" in grado di fornire più energia al corpo quando è necessario, rendendosi un alleato prezioso per migliorare l'adattabilità del corpo a situazioni di stress. Regolarizza inoltre gli estrogeni rendendosi quindi una preziosa alleata in menopausa.

AVENA: L'avena è un alimento che ha il pregio di offrire un grande senso di sazietà.
Contiene il Boro, un oligoelemento che è necessario per assimilare il calcio importantissimo in menopausa.
Studi scientifici dimostrano che una regolare assunzione di boro diminuisce fortemente la perdita di calcio con le urine.

SPIRULINA: l'alga definita dall'ONU 'fonte alimentare del futuro'.
Possiede un contenuto proteico eccezionale, inoltre è ricchissima di calcio, magnesio, ferro, zinco e selenio. È una fonte di betacarotene imbattibile. In menopausa è molto utile per il benessere della pelle e dei capelli, è molto depurativa e aumenta la resistenza fisica.

ERBA DI GRANO: L'erba di grano contiene molta clorofilla che ha proprietà disintossicanti e aiuta a ripulire l'organismo dalle tossine accumulate, a depurare il fegato e regolarizzare il processo digestivo. È un vegetale antiage molto efficace su pelle e capelli.

E se non puoi fare a meno del gusto dolce…

SCIROPPO DI YACON: Lo sciroppo di Yacon viene estratto da una radice, è il dolcificante con l'indice glicemico più basso in assoluto. Una valida alternativa allo zucchero, da provare.

ZUCCHERO DI COCCO: Lo zucchero non è a parer mio necessario ma se non si riesce o non si desidera eliminarlo lo zucchero di cocco possiede un indice glicemico particolarmente basso può quindi costituire una alternativa.

LA COSMESI CHE PUOI REALIZZARE DA SOLA

RICETTE:

CREMA DETERGENTE PER IL VISO

COSA TI SERVE

3 cucchiai di farina di avena
1 cucchiaio di miele

COME FARLA

Mescola bene la farina di avena con il miele e un pò d'acqua minerale naturale, meglio di bottiglia in quanto quella del rubinetto è spesso troppo dura, la crema deve risultare abbastanza densa.
Inumidisci il viso e passa la crema detergente, poi sciacqua con acqua fredda o tiepida. Questa crema è particolarmente adatta per chi ha la pelle delicata che si arrossa facilmente.
Lascia la pelle liscia e fresca, può essere utilizzata anche per le gambe dopo la depilazione.

CREMA DETERGENTE PER IL CORPO

COSA TI SERVE

200 grammi di farina di grano saraceno
2 cucchiai di semi di coriandolo

2 cucchiai di bacche di ginepro

COME FARLA

Mescola gli ingredienti e passali nel macinino elettrico,
polverizzandoli.
Metti un pò d'acqua nel palmo della mano e inumidisci la
crema, massaggiala sulla pelle bagnata del corpo. L'azione è
dermopurificante e lascia sulla pelle un profumo molto
aromatico e persistente.

MASCHERA ILLUMINANTE PER IL VISO

COSA TI SERVE

2 cucchiai di miele
Il succo di un limone

COME FARLA

Mescola il miele con il succo di limone, stendi sul viso avendo
cura di non applicarla vicino il contorno occhi e labbra, lascia
in posa per 15 minuti. Questa maschera è fotosensibilizzante,
meglio dunque farla la sera.

MASCHERA PER TONIFICARE IL VISO E RESTRINGERE I
PORI DILATATI

COSA TI SERVE

1 cucchiaio di semi di lino
50ml di acqua minerale naturale

COME FARLA

Fai bollire i semi di lino nell'acqua per 5 minuti, una volta freddi filtra e stendi sul viso. Lascia agire 10 minuti e poi passa nuovamente la maschera senza togliere lo strato precedente e lascia in posa altri 10 minuti.

MASCHERA PER I CAPILLARI DILATATI VISO

COSA TI SERVE

1 banana

COME FARLA

Schiaccia una banana matura con una forchetta fino a ridurla in poltiglia e applica sul viso per 30 minuti.

MASCHERA ANTI RUGHE

COSA TI SERVE

1 vasetto di yogurt greco
Qualche goccia di succo di arancia

COME FARLA

Mescola il succo di arancia allo yogurt e spalma con cura su tutto il viso, tieni in posa 30 minuti e poi sciacqua con acqua tiepida.

MASCHERA ANTI AGE

COSA TI SERVE

1 mela
1 cucchiaio di ghee
1 cucchiaio di miele

COME FARLA

Cuoci la mela senza buccia, riducila in poltiglia e mescola la polpa con il ghee e il miele, spalma il composto sul viso e tieni in posa per 30 minuti.

MASCHERA PER PALPEBRE CADENTI

COSA TI SERVE

2 albicocche
2 cucchiai di ricotta

COME FARLA

Trita le albicocche dopo averle private del nocciolo e falle scaldare in un padellino antiaderente quel tanto che basta per togliere l'acqua in eccesso, fai freddare bene e mescola alla ricotta. Stendi sulle palpebre e tieni 10 minuti.

RIMEDIO CONTRO LE MACCHIE DEL VISO

COSA TI SERVE

Polpa di cipolla

COME FARLO

Metti la polpa della cipolla macinata o tritata dentro una garza, chiedi a forma di sacchetti. Usa il tampone per fare delle toccature sulle macchie.

LE RICETTE PER QUANDO HAI POCO TEMPO E DA
PORTARE IN UFFICIO

Qui di seguito troverai una raccolta di ricette realizzabili in
pochi minuti. Sono ricette ideate per essere trasportate
facilmente in una semplice borsa frigo.

Possono essere utili quando si ha poco tempo a disposizione
per cucinare. Io uso in genere pane di segale integrale
biologico, nello specifico acquisto quello di marca PEMA
reperibile in tutti i supermercati, quando sono in vena o ho più
tempo a disposizione preparo io stessa il pane.

Talvolta preparo invece delle piadine le trovo meno pratiche
ma più sane in quanto richiedono meno ingredienti.

RICETTA BASE PANE:

COSA TI SERVE:

250 grammi di farina integrale di grani antichi
200 grammi di farina di riso
300 ml di acqua minerale naturale tiepida
Un cucchiaino di sale marino integrale
Un cucchiaino di polvere di psyllo
Un cubetto di lievito fresco biologico
Un cucchiaino di zucchero

COME FARLO:

Mescola le farine con il sale.. Sciogli il lievito nell'acqua tiepida e una volta sciolto aggiungi lo zucchero e la polvere di psyllio. Incorpora il liquido alle farine e impasta fino ad ottenere una palla omogenea.

Mettere la palla coperta in un posto buio e lasciarla riposare per tre ore. Trascorso questo tempo impastare nuovamente e formare i panini della forma desiderata, lasciarli riposare per altre due ore.

Trascorso questo tempo ulteriore infornare a forno caldo a 180° per circa 50/60 minuti a seconda della grandezza scelta.

RICETTA BASE PIADINE:

COSA TI SERVE:

Mezzo chilo di farina integrale di grani antichi
Acqua minerale naturale quanto basta
Un pizzico di sale marino integrale:

COME FARLA:

In una ciotola mescola la farina integrale con acqua fino ad ottenere un impasto liquido ma non troppo e senza grumi, aggiungi il sale.

Ungi una padella con il ghee e versa l'impasto a mestolate formando dei cerchi di pasta. Gira l'impasto solo quando la parte che vedi è asciutta. Queste piadine si possono realizzare nello stesso modo sostituendo la farina integrale con farina di ceci o di grano saraceno, farro o di castagne.

LE FARCITURE

Sia le piadine che i panini possono essere farciti con cibi che ci fanno bene e che non remano contro di noi:

1) Hummus di ceci e insalata scarola

2) Burger di lenticchie e melanzane grigliate

3) Bresaola e zucchine grigliate

4) Uova sode e radicchio

5) Formaggio di capra e fettine di pomodoro

6) Salmone e asparagi

A rotazione in cinque giorni lavorativi: legumi, carne, uova, formaggi, pesce e naturalmente verdure!

NATURALE, DI USO COMUNE E DIFFUSO NON SIGNIFICA
NECESSARIAMENTE INNOCUO PER TE!

NON USARE QUESTI ALIMENTI SE...

AGLIO: Usatissimo nel nostro paese ha tanti pregi ma anche
qualche effetto secondario che è bene conoscere.
Sono stati segnalati casi di interazione con:
FANS (Aulin, Nimesulide, Ibuprofene ecc.) = aumento della
gastrolesività.
WAFARIN e altri antiaggreggreganti piastrinici= aumentato
rischio di sanguinamento.
ACE-inibitori= ridotto effetto ipotensivo.

AGNOCASTO: Utilizzato in molte preparazioni dedicate alla
menopausa e anche in quelli dedicati alle giovani donne per
problemi legati al ciclo mestruale.
Non è consigliato in gravidanza e allattamento e nei casi di
storia personale o familiare di tumori all'utero, ovaie o
mammella. Sconsigliato anche in caso di endometriosi.

ALOE: Per via orale potenzia gli effetti degli antidiabetici orali.
Sconsigliata in caso di gastrite, diverticoli, appendiciti,
occlusioni intestinali.

AVENA: Le fibre, di cui è molto ricca, possono interagire con
farmaci diminuendone l'assorbimento.

CARBONE VEGETALE: Riduce l'assorbimento dei farmaci
presi contemporaneamente.

CARDAMOMO: Può interagire con ansiolitici e sedativi.

CAVOLO: Controindicato in caso di ipotiroidismo.

CICORIA: In virtù della grande quantità di inulina è sconsigliata in caso di gastrite e/o ulcera.

CIMIFUGA: Forse la pianta più utilizzata per i disturbi collegati alla menopausa. Sconsigliata Ion caso di allergia all'aspirina e in caso di epatiti.

CIPOLLA: Interagisce con ipoglicemizzanti orali e terapia insulinica.

NOCE MOSCATA: Non deve essere assunta a alte dosi, 5 grammi possono essere più che sufficienti per determinare gravi disturbi psichici, controindicata in caso di epilessia.

PEPE: Controindicato in caso di ulcera.

POMPELMO: Può interferire con molti farmaci aumentando la biodisponibilità del principio attivo e creando così un sovradosaggio. Anche una semplice spremuta.

PSILLIO: Usato comunemente per l'effetto lassativo diminuisce l'assorbimento del calcio se preso a meno di un'ora di distanza.

CONCLUSIONI

Prima di tutto GRAZIE.
Grazie di aver letto questa guida, spero che possa esserti utile.
Vorrei che il messaggio più importante, quello che ti resta, non sia una somma di grammi, pozioni, strategie ma piuttosto l'idea che si può fare davvero qualcosa di semplice e anarchico ogni giorno per noi stesse. Qualcosa che ci permetta di conquistare equilibrio e benessere, in modo semplice, senza affanno.
A dispetto di tutto ciò che oggi viene propinato come giusto per noi, per te, credo che la scelta appunto anarchica di rifiutare ogni influenza esterna e di imparare invece ad ascoltarsi con attenzione e capire cosa va realmente bene per noi sia la strada da percorrere per vivere la seconda parte della vita in modo completo e in salute.
Salute non solo fisica ma anche emozionale, godere della vita stessa e dei suoi doni.
Le ricette che hai letto sono solo una via possibile, sono uno strumento per aprire una nuova strada, ma saranno realmente utili solo se le farai tue, le adatterai ai tuoi gusti e quindi alla tua felicità.
Il mio augurio per te è questo, che tu possa trovare la tua strada anarchica e percorrerla godendoti il viaggio, senza giudizio.

IMPORTANTE:
Le note relative agli usi, alle proprietà e alle indicazioni sugli alimenti e erbe officinali contenuti in questa guida hanno carattere puramente informativo e non sostituiscono la consulenza medica.

Sabry Caps

https://www.rimedinaturaliperlamenopausa.com

E-mail sabrycaps@rimedinaturaliperlamenopausa.com

www.ingramcontent.com/pod-product-compliance
Lightning Source LLC
Chambersburg PA
CBHW051345280526
45784CB00007B/2819